購入され、仕事で使うものです。

▶その後……

ある日、B君は友人とフリーマーケットに出店しました。店には支店からもって来た文房具や頒布品も並んでいます。

「おう、B君じゃないか」

そこに家族連れの支店長が現れたのです。

「あ、支店長。こんにちは」

たじろぐB君を尻目に、支店長は続けます。

「子どもがいると何かと物入りだからねえ。フリーマーケットは重宝するんだよ。で、何を売っているんだい。あれ、これ、お客さまにもって行くはずの……」

では、どうすれば？

これもよくいわれることですが「公（会社）」と「私（プライベート）」の区別をしっかりすることです。コンプライアンスといった問題の前に社会人として当たり前のことです。だから金融機関のルールに「会社のボールペンなど備品を勝手にもって行ってはいけない」といったことはどこにも書いてありません。

書いていないから「やってよい」のではなく「当たり前すぎるので書いていない」のです。
　では、「会社のボールペンなど備品をほしい。フリーマーケットで売りたい」と思ったらどうすればよいでしょうか。答えはありません。なぜなら「当たり前すぎる」答えになるからです。
　自分のしたいことを、「やりたい」「ほしい」といった「欲求」を思うまま行えば、どうなるでしょうか。少なくとも金融機関に勤務する、あるいは勤務しようと思って会社に入った人であればその答えはおのずとわかるはずですし、わかっているはずです。こんなことで「コンプライアンス違反」とならないように注意しましょう。

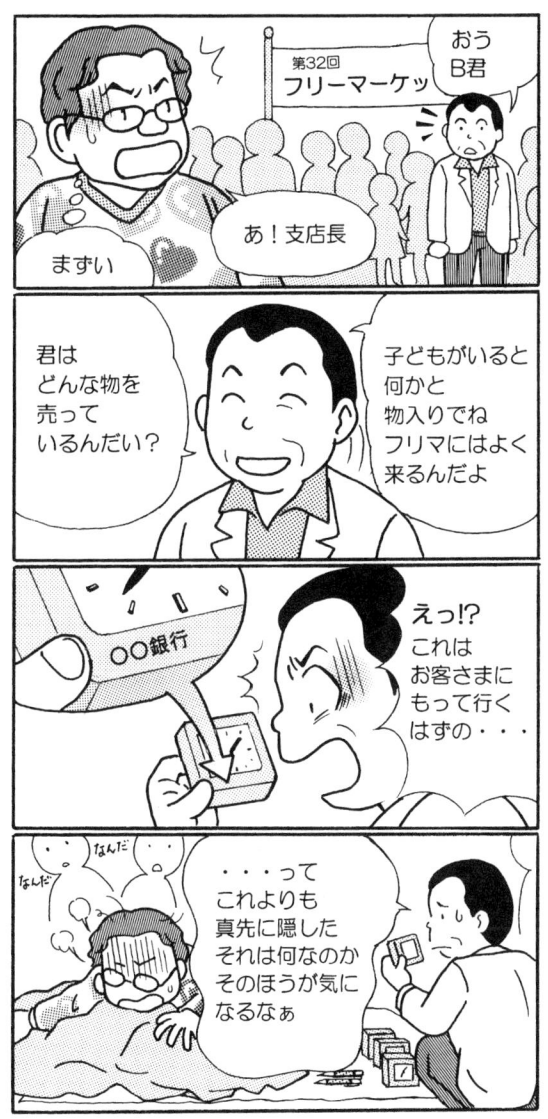

22 頒布品

　Rさんは今年社会人になったばかりです。いまは日々預金の仕事を覚えるのに精いっぱいです。

　いつものように仕事を終え、ロッカー室に戻り着替えをして帰ろうとした時です。先輩の1人がお客さまにお渡しする粗品やサービス品が保管してある部屋から出てきました。洗剤などの頒布品を紙袋いっぱいに入れて。

　「お疲れさまです」

　Rさんは先輩に声をかけました。先輩は少しびっくりした表情で

　「お疲れさま。今日、親戚の定期預金をつくったのでその粗品をもって帰ろうとしたの」

　Rさんは先輩の言葉に特に疑いを感ずることもなく、「そうでしたか。大変ですね」といってその場は別れました。

　翌日、昨日の預金の帳票類をRさんが整理していると、ふと気づいたことがありました。昨日、帰り際会った先輩の印鑑が押された預金の申込書がないので

精神科外来
ハイリスク薬
ハンドブック

鈴鹿医療科学大学薬学部　教授
三輪高市　編著

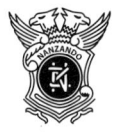

南山堂

編著者
三輪高市 鈴鹿医療科学大学薬学部　教授

著者
河野陽介 株式会社ファーマダイワ 弓削薬局
山本　巖 株式会社ファーマダイワ レインボー薬局

編集協力者
丸山　徹 熊本大学薬学部　教授
八重徹司 鈴鹿医療科学大学薬学部　教授

序

　「ハイリスク薬(特に安全管理の必要な医薬品)」に対する薬剤師の薬学的管理・指導が，平成20年度の診療報酬改定では入院患者に対して，平成22年度調剤報酬改定では薬局において評価され，薬剤師業務の報酬として算定できるようになりました．このことは，薬剤師がハイリスク薬適正使用のゲートキーパーとしての社会的使命を与えられたと言えるでしょう．

　平成18年度厚生労働科学研究の「医薬品の安全使用のための業務手順書」作成マニュアルでは「ハイリスク薬」を次のようなものとしています．

1. 投与量等に注意が必要な医薬品
2. 休薬期間の設けられている医薬品や服用期間の管理が必要な医薬品
3. 併用禁忌や多くの薬剤との相互作用に注意を要する医薬品
4. 特定の疾病や妊婦等に禁忌である医薬品
5. 重篤な副作用回避のために，定期的な検査が必要な医薬品
6. 心停止等に注意が必要な医薬品
7. 呼吸抑制に注意が必要な注射剤
8. 投与量が単位(unit)で設定されている注射剤
9. 漏出により皮膚障害を起こす注射剤

　また，平成20年度の診療報酬改定において次のような薬剤群が「ハイリスク薬」に指定されています．

　1)抗悪性腫瘍剤，2)免疫抑制剤，3)不整脈用剤，4)抗てんかん剤，5)血液凝固阻止剤，6)ジギタリス製剤，7)テオフィリン製剤，8)カリウム製剤(注射剤のみ)，9)精神神経用剤，10)糖尿病用剤，11)膵臓ホルモン剤，12)抗HIV薬

　これらのハイリスク薬のうち，精神科用薬(抗てんかん剤および精神神経用剤)は約1/3の品目数を占めています．精神科用薬の服薬は，対象疾患の性質から長期になることが多く，また重篤で発現率の高い副作用を

有していることから，患者さんのQOLを良好に保って服薬を維持するためには副作用を経時的にチェックすることが大切です．このため，本ハンドブックでは精神科用薬について時間軸を考慮した管理指導のポイントを提示しています．

　また，外来処方せんを応需する保険薬局では簡潔に患者さんに対応する必要があるために，精神科関連のハイリスク薬を分類毎，薬剤毎に，経時的チェック項目・最小限の必要情報について簡便に確認できるようにしました．特定薬剤管理指導加算の算定要件には，①服用状況の確認，②副作用の有無の確認，および③必要な薬学的管理及び指導，があげられており，それらの対応にも本ハンドブックは十分に役に立つ内容だと確信しています．便宜性を優先させているため，さらなる詳細な情報が必要となった場合には各薬剤の添付文書・インタビューフォーム等を参照してください．

　患者さんの服薬における苦痛を減らし，豊かな暮らしを実現させるために本ハンドブックが一役を担うことができれば幸いです．

　　2014年秋

鈴鹿医療科学大学薬学部 教授

三輪高市

目次

● 抗うつ薬 ——————————————————————— 1

- **デプロメール®/ルボックス®**　フルボキサミンマレイン酸塩 ……………… 4
- **パキシル®**　パロキセチン塩酸塩 ……………………………………………… 6
- **ジェイゾロフト®**　塩酸セルトラリン …………………………………………… 8
- **レクサプロ®**　エスシタロプラム ……………………………………………… 10
- **トレドミン®**　ミルナシプラン塩酸塩 ………………………………………… 12
- **サインバルタ®**　デュロキセチン塩酸塩 ……………………………………… 14
- **リフレックス®/レメロン®**　ミルタザピン …………………………………… 16
- **デジレル®/レスリン®**　トラゾドン塩酸塩 …………………………………… 18
- **トフラニール®**　イミプラミン塩酸塩 ………………………………………… 20
- **スルモンチール®**　トリミプラミンマレイン酸塩 …………………………… 22
- **ノリトレン®**　ノリトリプチリン塩酸塩 ……………………………………… 24
- **アナフラニール®**　クロミプラミン塩酸塩 …………………………………… 26
- **アモキサン®**　アモキサピン …………………………………………………… 28
- **アンプリット®**　ロフェプラミン塩酸塩 ……………………………………… 30
- **プロチアデン®**　ドスレピン塩酸塩 …………………………………………… 32
- **ルジオミール®**　マプロチリン塩酸塩 ………………………………………… 34
- **トリプタノール®**　アミトリプチリン塩酸塩 ………………………………… 36
- **テトラミド®**　ミアンセリン塩酸塩 …………………………………………… 38
- **テシプール®**　セチプチリンマレイン酸塩 …………………………………… 40

● 抗不安薬 —— 43

✚ アタラックス®/アタラックス®-P
ヒドロキシジン塩酸塩/ヒドロキシジンパモ酸塩 …… 46

✚ デパス®　エチゾラム …… 48

✚ リーゼ®　クロチアゼパム …… 50

● 抗精神病薬 —— 53

✚ セレネース®　ハロペリドール …… 56
✚ プロピタン®　ピパンペロン塩酸塩 …… 58
✚ トロペロン®　チミペロン …… 60
✚ インプロメン®　ブロムペリドール …… 62
✚ コントミン　クロルプロマジン塩酸塩 …… 64
✚ ベゲタミン®-A/B配合錠
クロルプロマジン，プロメタジン，フェノバルビタール …… 66

✚ ピーゼットシー　ペルフェナジンマレイン酸塩 …… 68
✚ ヒルナミン®/レボトミン®　レボメプロマジンマレイン酸塩 …… 70
✚ フルメジン®　フルフェナジンマレイン酸塩 …… 72
✚ ニューレプチル®　プロペリシアジン …… 74
✚ スピロピタン®　スピペロン …… 76
✚ ホーリット®　オキシペルチン …… 78
✚ ドグマチール®/ミラドール®/アビリット®　スルピリド …… 80
✚ クロフェクトン®　クロカプラミン塩酸塩 …… 82
✚ オーラップ®　ピモジド …… 84
✚ ロドピン®　ゾテピン …… 86
✚ バルネチール®　スルトプリド塩酸塩 …… 88

目次

- クレミン® モサプラミン塩酸塩 …………………………………… 90
- エミレース® ネモナプリド …………………………………………… 92
- リスパダール® リスペリドン ………………………………………… 94
- ルーラン® ペロスピロン塩酸塩 …………………………………… 96
- ロナセン® ブロナンセリン …………………………………………… 98
- インヴェガ/ゼプリオン® パリペリドン ………………………… 100
- セロクエル® クエチアピンフマル酸塩 …………………………… 102
- ジプレキサ® オランザピン ………………………………………… 104
- クロザリル® クロザピン …………………………………………… 106
- エビリファイ® アリピプラゾール ………………………………… 108

● 抗てんかん薬 ——————————————————— 111

- プリミドン …………………………………………………………… 114
- アレビアチン®/ヒダントール® フェニトイン ………………… 116
- フェノバール® フェノバルビタール ……………………………… 118
- クランポール® アセチルフェネトライド ………………………… 120
- セルシン/ホリゾン®/ダイアップ® ジアゼパム ……………… 122
- テグレトール® カルバマゼピン …………………………………… 124
- ベンザリン® ニトラゼパム ………………………………………… 126
- デパケン®/セレニカ® バルプロ酸ナトリウム ………………… 128
- リボトリール® クロナゼパム ……………………………………… 130
- エクセグラン® ゾニサミド ………………………………………… 132
- ミオカーム® ピラセタム …………………………………………… 134
- マイスタン® クロバザム …………………………………………… 136
- オスポロット® スルチアム ………………………………………… 138

vii

- ガバペン® ガバペンチン …… 140
- トピナ® トピラマート …… 142
- ザロンチン® エトスクシミド …… 144
- ラミクタール® ラモトリギン …… 146
- イーケプラ® レベチラセタム …… 148
- ミノアレ® トリメタジオン …… 150

● 気分安定薬 ─── 153
- リーマス® 炭酸リチウム …… 154

● ナルコレプシー・ADHD治療薬 ─── 157
- コンサータ® メチルフェニデート塩酸塩 …… 158
- ストラテラ® アトモキセチン塩酸塩 …… 160
- リタリン® メチルフェニデート塩酸塩 …… 162
- モディオダール® モダフィニル …… 164

✚ 注意すべき主な副作用 ─── 167

- 錐体外路症状
- 悪性症候群
- セロトニン症候群
- 水中毒
- 抗コリン性副作用
- イレウス
- 高プロラクチン血症
- 隔離室症候群
- スティーブンス・ジョンソン症候群（SJS）； 皮膚粘膜眼症候群
- 糖尿病性ケトアシドーシス・糖尿病性昏睡

索引 ─── 171

抗うつ薬

　1959年にイミプラミンが登場して以来,三環系抗うつ薬は一定の治療効果を上げたが,抗コリン作用をはじめとするQOLに大きく影響する副作用や心毒性,大量服薬での致死性などの問題を抱えていた.その問題を解決する目的で,四環系抗うつ薬が開発されたが,三環系抗うつ薬に比べて効果が弱く,現在では睡眠効果を期待する以外での使用頻度は低くなってきている.近年,三環系・四環系抗うつ薬に比べて受容体選択性が高く,副作用が比較的少ないSSRI,SNRI,NaSSAが登場して臨床で汎用されている.しかし,一方では,アクチベーションシンドローム(activation syndrome)や中止後発現症状などの問題も表在化している.

- **アクチベーションシンドローム**:若年期の自殺念慮とSSRIとの因果関係で注目される症状だが,三環系抗うつ薬でも"jitteriness syndrome"と呼ばれる類似の症状が報告されている.特に投与初期や用量変更時にみられる中枢刺激症状で,①不安,②焦燥,③パニック発作,④不眠,⑤易刺激性,⑥敵意,⑦衝動性,⑧アカシジア,⑨軽躁,⑩躁状態,などが出現する.
- **中止後発現症状**:少なくとも1ヵ月以上抗うつ薬を服用した後に急速中断することで,1〜2日後に生じやすい症状群.症状は,①身体症状(悪心・嘔吐,下痢,頭痛,めまい,倦怠感など),②睡眠障害,③アカシジアやパーキンソン症状,④行動の脱抑制(躁転)がみられる.高濃度からの急速中断では軽躁状態,そして低濃度からの急速中断では攻撃性や衝動性を生じやすいと報告されている.発現した症状の多くは1〜2週間以内に改善する.

分類

①三環系:3つの環状構造をもつ抗うつ薬.作用は強いが,副作用もまた強く,特に大量服薬によって心毒性などの致死性リスクが高まる.種々の受容体,特にアセチルコリン受容体(M_1受容体)拮抗作用を介した副作用の発現頻度が高い.

②四環系：4つの環状構造をもつ抗うつ薬．三環系に比べて効果が全体的に劣っている．テトラミド®は睡眠作用を期待して使用される場合が多い．

③その他：
- トラゾドンは睡眠効果を期待されて使用されることが多い．
- スルピリド（p.80）は 300 mg 以下の用量で抗うつ薬として，300 mg 以上で抗精神病薬として使用される（150 mg で胃・十二指腸潰瘍に使用される）．

④SSRI：セロトニントランスポーター阻害作用への選択性が高く，三環系・四環系に比べて副作用が大きく改善されている．不安障害に対する適応（表）がある．

⑤SNRI：セロトニントランスポーターに加え，ノルアドレナリントランスポーターの阻害作用ももっている．そのため，意欲を高める作用が強いといわれている．

⑥NaSSA：$α_2$阻害作用を介して，神経終末からのセロトニンおよびノルアドレナリン放出を亢進する．ミルタザピンは睡眠障害改善効果ももつため，不眠のうつ病に使用される場合が多い．

SSRI 以降④〜⑥の新規抗うつ薬は，それ以前の薬剤に比べて標的受容体に選択的で，心毒性や抗コリン性などの副作用が軽減され，忍容性が高く，現在の抗うつ薬の主役を担っている．しかし，三環系抗うつ薬は，効果では新規抗うつ薬より優れた点もみられるため，現在も急性増悪期などで使用される場面もある．

主な副作用

- 三環系抗うつ薬：口渇，便秘，尿閉，循環器障害，セロトニン症候群（発汗，悪寒，振戦，焦燥など）がみられ，大量服薬で心毒性リスク，認知障害，性機能障害もみられることがある．
- 四環系抗うつ薬：抗コリン性作用などから口渇，便秘，尿閉がみられ，抗ヒスタミン作用などから鎮静がみられる．
- SSRI・SNRI・NaSSA：抗コリン作用はみられるが，強度・頻度は三環系・四環系に比べて低い．また，悪心など初期に現れやすい消化器症状に注意する必要がある．
- 抗うつ薬全般：セロトニン症候群（発汗，悪寒，振戦，焦燥など）や離脱症状（吐き気，下痢，めまい，不眠症状，躁状態，パーキンソン様症状）がみられるが，SSRI ではセロトニントランスポーターへの選択性が高いためにそれらの作用により注意する必要がある[1]．
- 各結合部位での副作用
- セロトニントランスポーター：セロトニン症候群

- α_1受容体遮断：起立性低血圧，鎮静，心毒性など
- M_1受容体遮断：抗コリン作用（口渇，尿閉，便秘，認知障害など）
- H_1受容体遮断：鎮静，食欲亢進など

不安障害への適応症

　うつ病と不安障害は合併することが多く，また共通するメカニズムが存在している．そのため，抗うつ薬には**表**に示すように不安障害への適応をもつ薬剤がある．

一般名（商品名）	適 応 症			
	うつ病	強迫性障害	パニック	社会不安障害
フルボキサミン （デプロメール®，ルボックス®）	○	○		○
パロキセチン （パキシル®）	○	○	○	○
セルトラリン （ジェイゾロフト®）	○		○	

文献
1) 三輪高市：抗うつ薬の副作用がうまく防げない，月刊薬事，51（7）：977-982, 2009.

デプロメール® 錠 25, 50, 75 mg
ルボックス® 錠 25, 50, 75 mg

一般名 フルボキサミンマレイン酸塩　　**製造販売** MeijiSeika ファルマ／アッヴィ

SSRI. 副作用発現リスクが比較的小さいために高齢者や小児に使用され易いが，CYP を介した相互作用に注意.

Check Point!

共通 p.1 参照

☑ 禁忌 ▶ MAO 阻害薬投与中または投与中止後 2 週間以内

☑ 相互作用 ▶ CYP 阻害作用（特に CYP1A2）
(禁忌) セレギリン，チオリダジン，ピモジド，チザニジン，ラメルテオン，シサプリド

☑ 胃腸障害 ▶ 投与初期の悪心・嘔吐，下痢
(薬理) 5-HT$_3$ 受容体刺激作用

☑ 薬理作用の過剰発現 ▶ 不安，焦燥，興奮
(薬理) 5-HT$_2$ 受容体刺激作用
最初の 1 週間をピークに次第に慣れが生じて消退することが多い

☑ セロトニン症候群 ▶ 不安，焦燥，興奮，錯乱，発汗，下痢，発熱，高血圧，頻脈，ミオクロヌス
セロトニン活性の亢進を介して生じる

☑ 急な中止・減量時の離脱症状 ▶ 悪心，下痢，めまい，不眠症状，躁状態，パーキンソン様症状

☑ アクチベーション症候群 ▶ 不安，焦燥，興奮，パニック発作，不眠，攻撃性，衝動性，軽躁
症状を繰り返す場合，自殺リスクが高い場合は注意

用法・用量

効能効果	初期	維持量	備考
うつ病・うつ状態，強迫性障害	50 mg/日を 2 回	150 mg/日を 2 回	適宜増減
社会不安障害			

副作用モニタリング

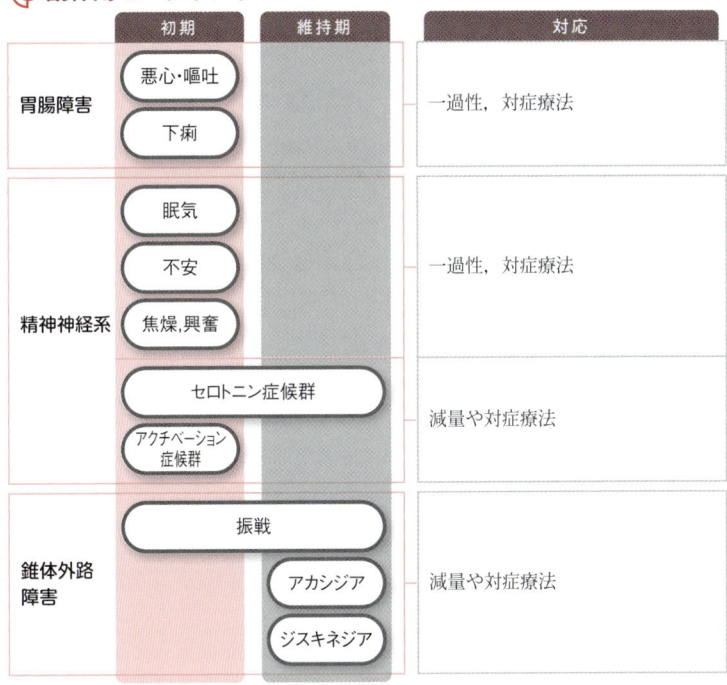

薬物動態

剤形	$t_{1/2}$	T_{max}	代謝・排泄	速度過程	代謝酵素（CYP）
錠	10.7～11.1 hr（反復）	4～4.6 hr（反復）	肝	非線形*	基質 2D6, 1A2

＊米国添付文書

パキシル® 錠 5, 10, 20 mg／CR 錠 12.5, 25 mg

一般名 パロキセチン塩酸塩　　**製造販売** グラクソ・スミスクライン

SSIR，不安障害で広く適応がある．離脱症状問題解消のために CR 錠が発売された．

Check Point!
共通 p.1 参照

☑ 抗コリン作用 ▶ 口渇，便秘，認知機能障害
（薬理）ムスカリン 1（M1）受容体拮抗作用

☑ 胃腸障害 ▶ 投与初期の嘔気・嘔吐
（警告）18 歳未満の大うつ病性障害患者への投与
（薬理）胃部への直接刺激，中枢における 5-HT_3 受容体刺激作用

☑ 自殺リスク ▶ 不安・焦燥（イライラ・そわそわ）
（薬理）セロトニン神経の賦活による一時的な過剰興奮

☑ 中止後症状 ▶ めまい，感覚障害，不眠
（薬理）セロトニン神経の活動低下

☑ 服薬時間 ▶ 夕方の服薬を推奨※
※日中の眠気，睡眠障害（REM 睡眠の延長）があるため

☑ 相互作用 ▶ MAO 阻害薬[※1]，CYP2D6 阻害作用[※2]
（禁忌）※1　MAO 阻害薬投与中 or 投与中止後 2 週間以内の患者
（禁忌）※2　ピモジド（オーラップ®）投与中の患者

用法・用量

効能効果	初期	維持量	最大量
錠			
うつ病・うつ状態	10〜20 mg/日を 1 回夕食後　1 週ごとに 10 mg 増量	20〜40 mg/日	40 mg/日
パニック障害	10 mg/日を 1 回夕食後．1 週ごとに 10 mg 増量	30 mg/日	30 mg/日
強迫性障害	20 mg/日を 1 回夕食後．1 週ごとに 10 mg 増量	40 mg/日	50 mg/日
社会不安障害	10 mg/日を 1 回夕食後．1 週ごとに 10 mg 増量	20 mg/日	40 mg/日
CR 錠			
うつ病・うつ状態	12.5 mg/日を 1 回夕食後　1 週間以上の間隔をあけて 12.5 mg 増量	25 mg/日	50 mg/日

副作用モニタリング

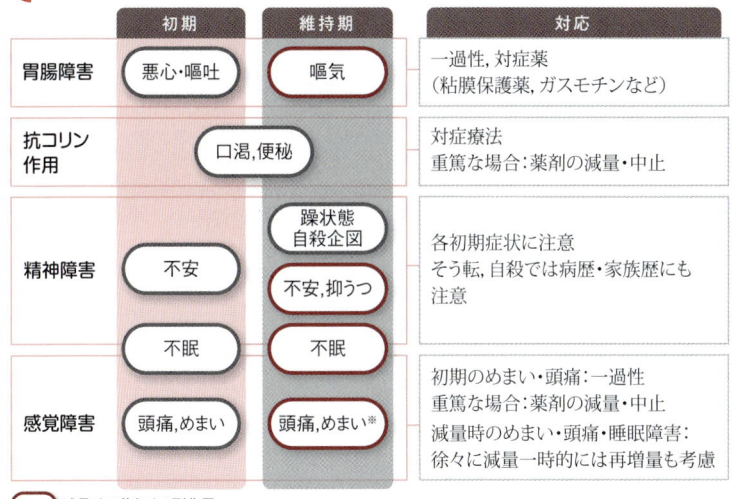

○ 減量時に惹起する副作用

※CR錠は持続性製剤化されることで,AUCは変わらずにCmaxが低下しているため,各副作用の発現が軽減されている

薬物動態

剤形	$t_{1/2}$	Tmax	代謝・排泄	速度過程	代謝酵素（CYP）
錠	15.1 hr（反復）	4.6〜4.8 hr	肝	非線形	基質 2D6／阻害 2D6
CR錠	14 hr（反復）	8〜10 hr	肝	非線形	基質 2D6／阻害 2D6

パキシル®CR錠の単回投与時のAUC

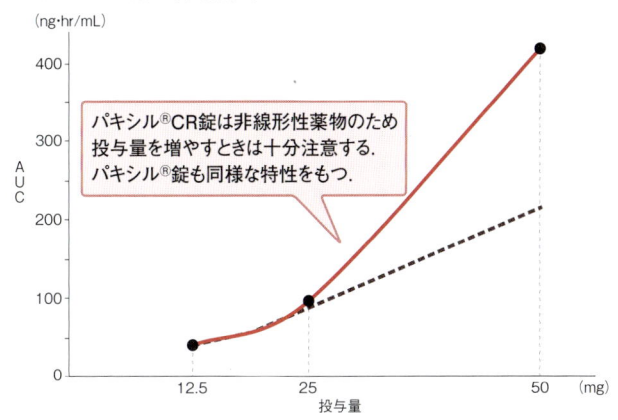

ジェイゾロフト® 錠25, 50 mg

一般名 塩酸セルトラリン　　**製造販売** ファイザー

SSRI. 米国大規模臨床試験（MANGA Study）にて，忍容性が比較的高いと評価されている．

共通 p.1 参照

Check Point!

禁忌 ▶ MAO 阻害薬投与中または投与中止後 2 週間以内，ピモジド併用時

☑ **胃腸障害** ▶ 投与初期の悪心・嘔吐，下痢
　（薬理）5-HT₃ 受容体刺激作用

☑ **薬理作用の過剰発現** ▶ 不安，焦燥，興奮
　（薬理）5-HT₂ 受容体刺激作用
　最初の 1 週間をピークに次第に慣れが生じて消退してくることが多い

☑ **セロトニン症候群** ▶ 不安，焦燥，興奮，錯乱，発汗，下痢，発熱，高血圧，頻脈，ミオクロヌス
　セロトニン活性の亢進を介して生じる

☑ **アクチベーション症候群** ▶ 不安，焦燥，興奮，パニック発作，不眠，攻撃性，衝動性，軽躁
　症状を繰り返す場合，自殺リスクが高い場合は注意

用法・用量

効能効果	初期	維持量	最大量
うつ病・うつ状態，パニック障害	25 mg/日を 1 回	100 mg/日を 1 回	100 mg

副作用モニタリング

	初期	維持期	対応
胃腸障害	悪心・嘔吐／下痢		減量や対症療法
精神神経系	不安／焦燥／興奮／セロトニン症候群／アクチベーション症候群	自殺企図／振戦	減量・中止や対症療法
循環器	動悸／起立性低血圧		減量や対症療法
その他	倦怠感／発疹		減量や対症療法

薬物動態

剤形	$t_{1/2}$	Tmax	代謝・排泄	代謝酵素（CYP）
錠	約22.5〜24.1 hr	約6.7〜8.7 hr	肝	基質 2C19, 2C9, 2B6, 3A4

レクサプロ® 錠 10 mg

- 一般名 エスシタロプラム
- 製造販売 持田 / 田辺三菱

SSRI. 米国大規模臨床試験 (MANGA Study) で本剤のラセミ体 (シタロプラム) が高い忍容性を獲得している. 1 剤形でシンプルな用法用量.

Check Point!

共通 p.1 参照

☑ **禁忌** ▶ MAO 阻害薬投与中または投与中止後 2 週間以内, ピモジド投与中, QT 延長症候群

☑ **胃腸障害** ▶ 投与初期の悪心・嘔吐, 下痢

薬理 5-HT₃ 受容体刺激作用

☑ **薬理作用の過剰発現** ▶ 不安, 焦燥, 興奮

薬理 5-HT₂ 受容体刺激作用
最初の 1 週間をピークに次第に慣れが生じて消退してくることが多い

☑ **セロトニン症候群** ▶ 不安, 焦燥, 興奮, 錯乱, 発汗, 下痢, 発熱, 高血圧, 頻脈, ミオクロヌス

セロトニン活性の亢進を介して生じる

☑ **急な中止・減量時の離脱症状** ▶ 悪心, 下痢, めまい, 不眠症状, 躁状態, パーキンソン様症状

☑ **アクチベーション症候群** ▶ 不安, 焦燥, 興奮, パニック発作, 不眠, 攻撃性, 衝動性, 軽躁

症状を繰り返す場合, 自殺リスクが高い場合は注意

用法・用量

効能効果	初期	維持量	最大量
うつ病・うつ状態	10 mg/日を 1 回夕食後	— (適宜増減)	20 mg/日

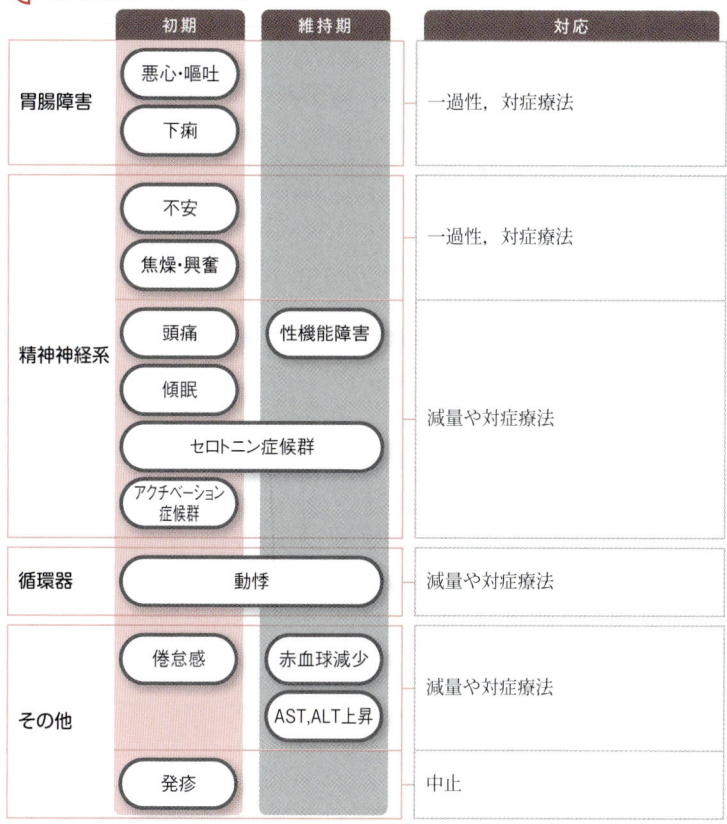

副作用モニタリング

	初期	維持期	対応
胃腸障害	悪心・嘔吐 / 下痢		一過性，対症療法
精神神経系	不安 / 焦燥・興奮		一過性，対症療法
	頭痛 / 傾眠 / セロトニン症候群 / アクチベーション症候群	性機能障害	減量や対症療法
循環器	動悸		減量や対症療法
その他	倦怠感	赤血球減少 / AST,ALT上昇	減量や対症療法
	発疹		中止

薬物動態

剤形	CYP2C19の遺伝的違い	$t_{1/2}$	T_{max}	代謝・排泄	代謝酵素 (CYP)
錠	Extensive Metabolizer	37.7 ± 7.5 hr（反復）	3.0 ± 1.0 hr	肝	基質 2C19*, 2D6, 3A4
	Poor Metabolizer	57.8 ± 14.7 hr（反復）	6.4 ± 3.3 hr		

＊日本人でのCYP2C19 PMの頻度約20％

トレドミン® 錠 12.5, 15, 25, 50 mg

| 一般名 | ミルナシプラン塩酸塩 | 製造販売 | 旭化成ファーマ / ヤンセンファーマ |

SNRI．作用は強いとはいえないが副作用の発現率が比較的低く，高齢者など身体的弱者に使用しやすい．

共通 p.1 参照

Check Point!

☑ **禁忌** ▶ MAO 阻害薬投与中または投与中止後 2 週間以内，尿閉

☑ **胃腸障害** ▶ 投与初期の悪心・嘔吐，下痢
　（薬理）5-HT₃ 受容体刺激作用

☑ **薬理作用の過剰発現** ▶ 不安，焦燥，興奮
　（薬理）5-HT₂ 受容体刺激作用
　最初の 1 週間をピークに次第に慣れが生じて消退してくることが多い

☑ **セロトニン症候群** ▶ 不安，焦燥，興奮，錯乱，発汗，下痢，発熱，高血圧，頻脈，ミオクロヌス
　セロトニン活性の亢進を介して生じる

☑ **アクチベーション症候群** ▶ 不安，焦燥，興奮，パニック発作，不眠，攻撃性，衝動性，軽躁
　症状を繰り返す場合，自殺リスクが高い場合は注意

☑ **食事** ▶ 空腹時に服用すると悪心・嘔吐が強く出現するおそれがある

用法・用量

効能効果	初期	維持量	備考
うつ病・うつ状態	25 mg/日を 2～3 回	100 mg/日を 2～3 回	適宜増減
		高齢者	
		60mg/日を 2～3 回	

副作用モニタリング

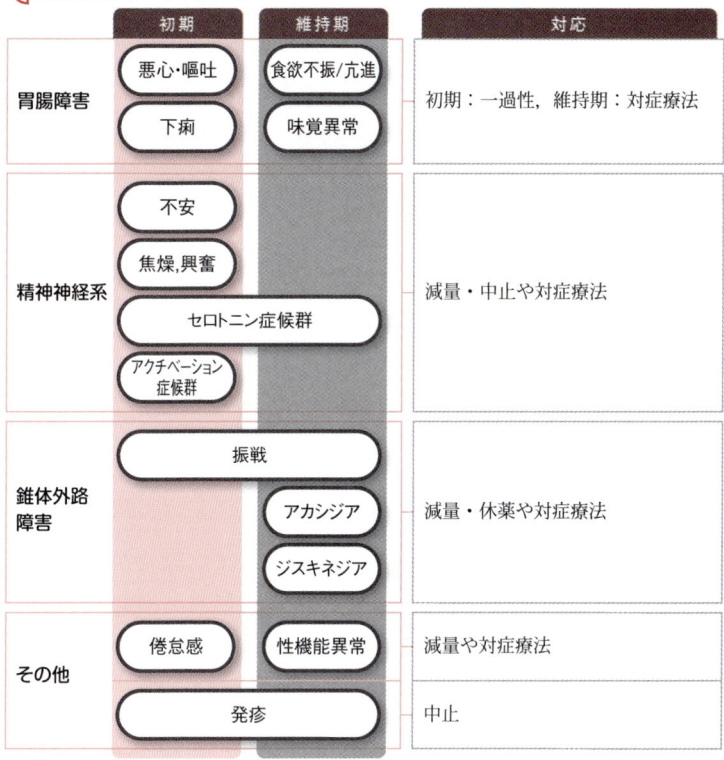

薬物動態

剤形	t₁/₂	Tmax	代謝・排泄	代謝酵素（CYP）
錠	約8 hr	2〜3 hr	肝	基質 3A4

腎機能障害時（Ccr：9〜85 mL/min）に AUC が2倍以上上昇

サインバルタ® カプセル 20, 30 mg

| 一般名 | デュロキセチン塩酸塩 | 製造販売 | 塩野義 / 日本イーライリリー |

SNRI．副作用の発現頻度は比較的低い．疼痛治療に使用されることも多い．初期の胃腸障害に注意．

Check Point!

共通 p.1 参照

☑ **禁忌** ▶ MAO 阻害薬投与中または投与中止後 2 週間以内，高度の肝障害，高度の腎障害，コントロール不良の閉塞隅角緑内障

☑ **胃腸障害** ▶ 投与初期の悪心・嘔吐，下痢

(薬理) 5-HT$_3$ 受容体刺激作用

☑ **薬理作用の過剰発現** ▶ 不安，焦燥，興奮

(薬理) 5-HT$_2$ 受容体刺激作用
最初の 1 週間をピークに次第に慣れが生じて消退してくることが多い

☑ **セロトニン症候群** ▶ 不安，焦燥，興奮，錯乱，発汗，下痢，発熱，高血圧，頻脈，ミオクロヌス

セロトニン活性の亢進を介して生じる

☑ **アクチベーション症候群** ▶ 不安，焦燥，興奮，パニック発作，不眠，攻撃性，衝動性，軽躁

症状を繰り返す場合，自殺リスクが高い場合は注意

☑ **高齢者** ▶ 低ナトリウム血症，抗利尿ホルモン不適合分泌症候群の危険性増

用法・用量

効能効果	初期	維持量	最大量
うつ病・うつ状態	20 mg/日を 1 回朝食後	40 mg/日を 1 回朝食後	60 mg
糖尿病性神経障害に伴う疼痛			

副作用モニタリング

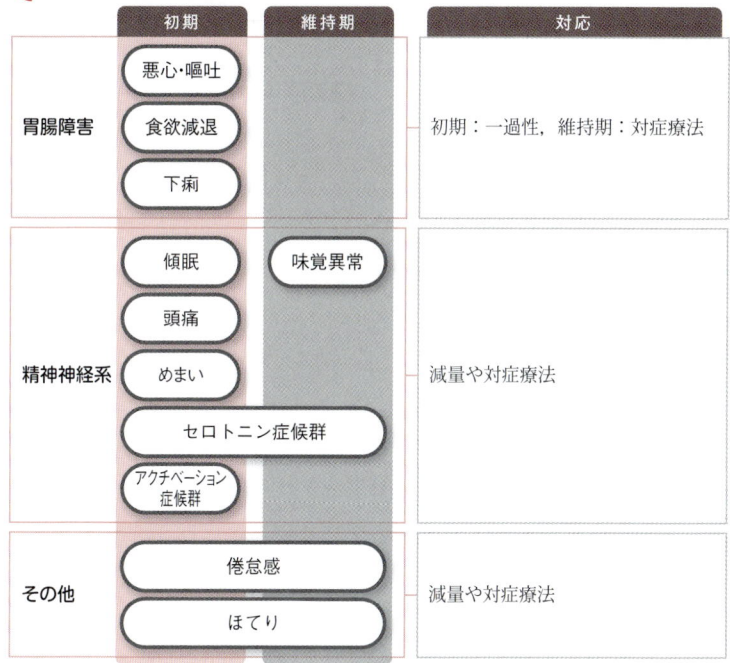

薬物動態

剤形	$t_{1/2}$	T_{max}	代謝・排泄	代謝酵素（CYP）
カプセル	10.3 hr	6 hr	肝	基質 1A2, 2D6

高度の腎機能障害患者（Ccr＜30 mL/min）で AUC が約 2 倍に増大

リフレックス® 錠 15 mg
レメロン® 錠 15 mg

| 一般名 | ミルタザピン | 製造販売 | MeijiSeika ファルマ / 前 MSD |

NaSSA. 副作用として眠気があるが，夕～就寝前に服用することで不眠を改善させる．眠気の翌日への持ち越しに注意．

Check Point!

共通 p.1 参照

☑ 禁忌 ▶ MAO 阻害薬投与中または投与中止後 2 週間以内

☑ 傾眠, 倦怠感
(薬理) H_1 受容体阻害作用．投与初期の脱落原因．耐性形成により改善する

☑ セロトニン症候群 ▶ 不安，焦燥，興奮，錯乱，発汗，下痢，発熱，高血圧，頻脈，ミオクロヌス
セロトニン活性の亢進を介して生じる

☑ ヒスタミン H_1 受容体阻害作用 ▶ 体重増加，傾眠，浮動性めまい，過鎮静，食欲増進

用法・用量

効能効果	初期	維持量	最大量
うつ病・うつ状態	15 mg/日を就寝前	15～30 mg/日を就寝前	45 mg

副作用モニタリング

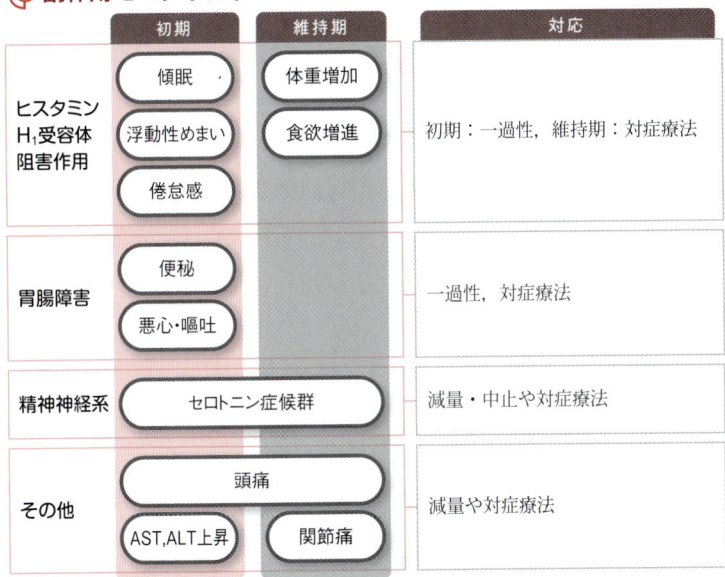

	初期	維持期	対応
ヒスタミンH_1受容体阻害作用	傾眠／浮動性めまい／倦怠感	体重増加／食欲増進	初期：一過性，維持期：対症療法
胃腸障害	便秘／悪心・嘔吐		一過性，対症療法
精神神経系	セロトニン症候群		減量・中止や対症療法
その他	頭痛／AST, ALT上昇	頭痛／関節痛	減量や対症療法

薬物動態

剤形	$t_{1/2}$	T_{max}	代謝・排泄	代謝酵素（CYP）
錠	23.2 hr（反復）	1.5 hr（反復）	肝	基質 1A2, 2D6, 3A4

中等度（Ccr = 11〜39 mL/min）および重度（Ccr ≦ 10 mL/min）の腎機能低下者群における AUC は，腎機能正常者群に比べてそれぞれ 54 ％および 116 ％増加

デジレル® 錠 25, 50 mg
レスリン® 錠 25, 50 mg

一般名 トラゾドン塩酸塩　　**製造販売** ファイザー / MSD

《その他》に分類される薬剤．抗うつ作用は弱く，副作用として眠気の作用が強いため，不眠改善の目的で使用されることが多い．

Check Point!

共通 p.1 参照

☑ **禁忌** ▶ サキナビルメシル塩酸投与中

☑ **胃腸障害** ▶ 投与初期の悪心・嘔吐，下痢
　　薬理　5-HT₃ 受容体刺激作用

☑ **セロトニン症候群** ▶ 不安，焦燥，興奮，錯乱，発汗，下痢，発熱，高血圧，頻脈，ミオクロヌス

セロトニン活性の亢進を介して生じる

☑ **抗コリン作用** ▶ 口渇，便秘，排尿困難

☑ **ヒスタミン H₁ 受容体阻害作用** ▶ 体重増加，眠気，過鎮静，食欲増進

☑ **アドレナリン α₁ 受容体阻害作用** ▶ めまい，起立性低血圧，過鎮静

用法・用量

効能効果	初期	維持量	備考
うつ病・うつ状態	75〜100 mg/日を分割	200 mg/日を分割	適宜増減

🌀 副作用モニタリング

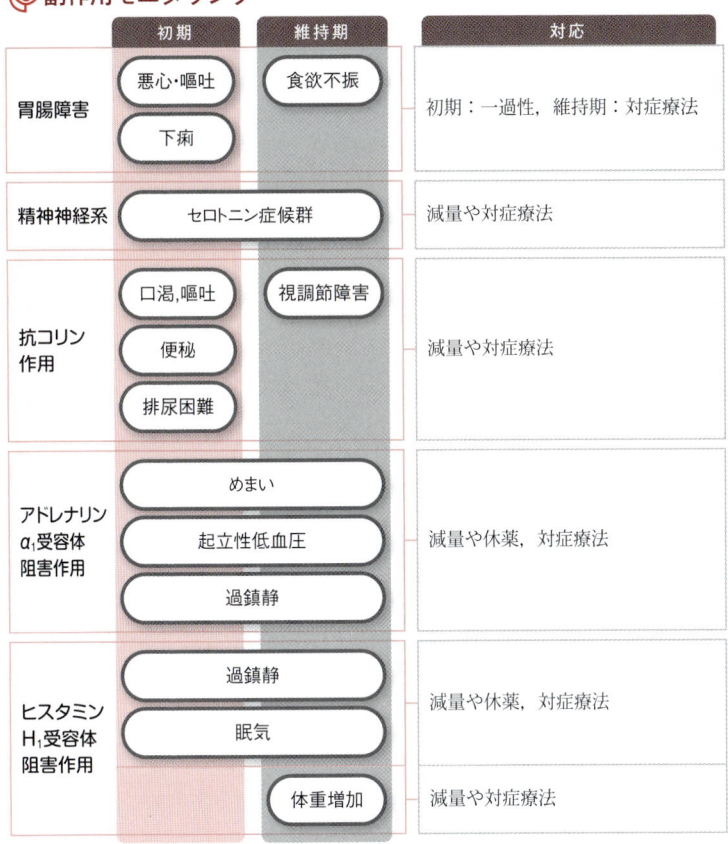

	初期	維持期	対応
胃腸障害	悪心・嘔吐／下痢	食欲不振	初期：一過性，維持期：対症療法
精神神経系	セロトニン症候群		減量や対症療法
抗コリン作用	口渇, 嘔吐／便秘／排尿困難	視調節障害	減量や対症療法
アドレナリン$α_1$受容体阻害作用	めまい／起立性低血圧／過鎮静		減量や休薬，対症療法
ヒスタミンH_1受容体阻害作用	過鎮静／眠気		減量や休薬，対症療法
		体重増加	減量や対症療法

⏱ 薬物動態

剤形	$t_{1/2}$	T_{max}	代謝・排泄	代謝酵素（CYP）
錠（未変化体）	約6〜7 hr	3〜4 hr	肝	基質 3A4, 2D6
錠（活性代謝物）	約6〜8 hr	3〜5 hr		

トフラニール® 錠 10, 25 mg

一般名 イミプラミン塩酸塩　　**製造販売** アルフレッサファーマ

三環系．等価換算で汎用される IM 換算の基準薬．比較的高力価であるが，心毒性などの副作用が強い．遺尿症で使用されることもある．

Check Point!

共通 p.1 参照

☑ **禁忌** ▶ MAO 阻害薬投与中または投与中止後 2 週間以内，緑内障，尿閉，心筋梗塞回復初期，QT 延長症候群

☑ **抗コリン作用（中枢性）** ▶ せん妄，認知障害，精神運動興奮，幻覚

☑ **抗コリン作用（末梢性）** ▶ 口渇，便秘など

☑ **心毒性（常用量）** ▶ 心拍数増加，心収縮力増加

　薬理　抗コリン作用，ノルアドレナリン再取り込み阻害作用

☑ **心毒性（大量投与）** ▶ 心ブロック，QT 延長

　薬理　抗コリン作用，ノルアドレナリン再取り込み阻害作用

☑ **アドレナリン α₁ 受容体阻害作用** ▶ めまい，起立性低血圧，過鎮静

☑ **血中濃度は個人差が大きい** ▶ 治療効果と血中濃度の相関性は確立されていない

用法・用量

効能効果	初期	維持量	最大量
うつ病・うつ状態	25〜75 mg/日（分服）	200 mg/日（分服）	300 mg/日
遺尿症（昼・夜）	幼児		— （適宜増減）
	25 mg/日を 1 回		
	学童		
	25〜50 mg/日を 1〜2 回		

副作用モニタリング

	初期	維持期	対応
胃腸障害	悪心・嘔吐 / 下痢	味覚異常	初期：一過性，維持期：対症療法
抗コリン作用	口渇 / 便秘 / 排尿困難	視調節障害 / 認知障害 / せん妄	減量や対症療法
心毒性		心拍数増加	減量や対症療法
アドレナリン$α_1$受容体阻害作用		めまい / 起立性低血圧 / 過鎮静	減量や対症療法
錐体外路障害		振戦 / アカシジア	減量や休薬，対症療法
その他	眠気		減量や対症療法
	発疹		中止

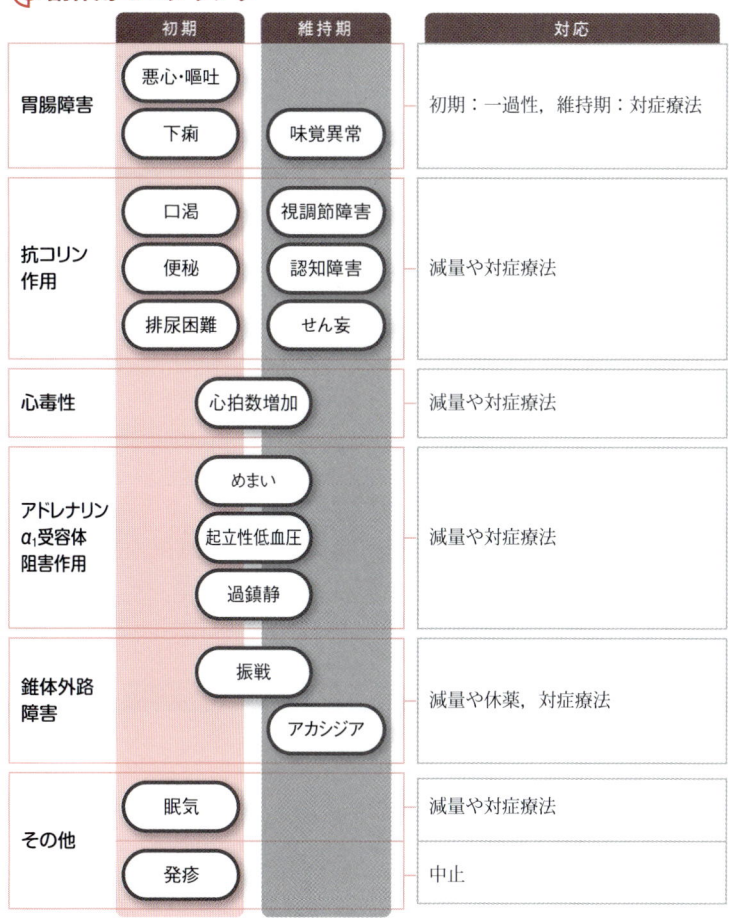

薬物動態

剤形	$t_{1/2}$	T_{max}	代謝・排泄	代謝酵素（CYP）
錠（未変化体）	9〜20 hr	—	肝	基質 2D6, 1A2, 3A4, 2C19
錠（活性代謝物）	13〜61 hr	—		基質 2D6

スルモンチール® 錠 10, 25 mg / 散 10 %

一般名 トリミプラミンマレイン酸塩　　**製造販売** 塩野義

三環系．古典的な薬剤であり，過鎮静が強いために使用頻度低下．

Check Point!

共通 p.1 参照

- ☑ **禁忌** ▶ MAO 阻害薬投与中，緑内障，心筋梗塞回復初期

- ☑ **心毒性（常用量）** ▶ 心拍数増加，心収縮力増加
  - (薬理) 抗コリン作用，ノルアドレナリン再取り込み阻害作用

- ☑ **心毒性（大量投与）** ▶ 心ブロック，QT 延長
  - (薬理) 抗コリン作用，ノルアドレナリン再取り込み阻害作用

- ☑ **抗コリン作用（末梢性）** ▶ 口渇，便秘など

- ☑ **ヒスタミン H₁ 受容体阻害作用** ▶ 体重増加，眠気，過鎮静，食欲増進

用法・用量

効能効果	初期	維持量	最大量
うつ病・うつ状態	50〜100 mg/日を分割	200 mg/日を分割	300 mg

副作用モニタリング

	初期	維持期	対応
胃腸障害	悪心・嘔吐 / 下痢	味覚異常	初期：一過性，維持期：対症療法
抗コリン作用	口渇 / 便秘 / 排尿困難	眼圧亢進 / 視調節障害	減量や対症療法
心毒性	心拍数増加		減量や対症療法
ヒスタミンH_1受容体阻害作用	眠気 / 過鎮静	体重増加	減量や対症療法
その他	発疹,瘙痒感		中止

薬物動態

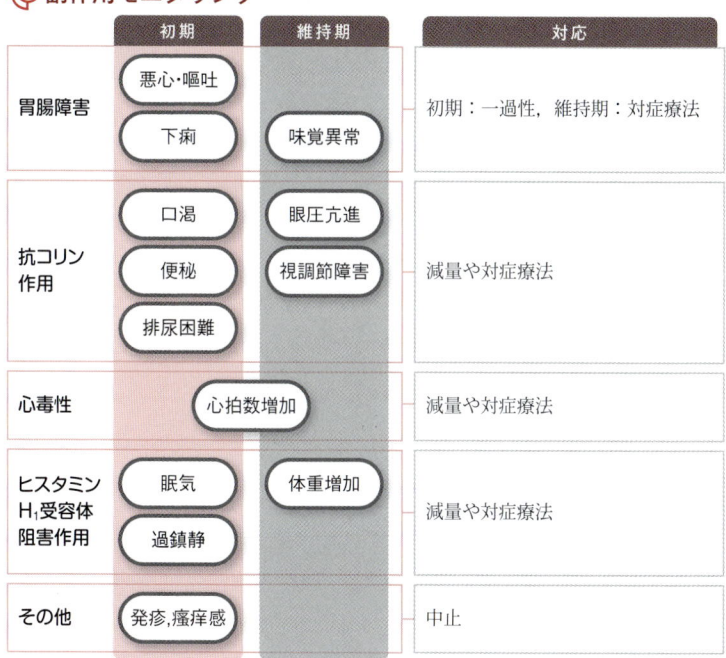

剤形	$t_{1/2}$	T_{max}	代謝・排泄	代謝酵素（CYP）
錠，散	24 hr	3.1 hr	肝	基質 2D6

ノリトレン® 錠 10, 25 mg

| 一般名 | ノルトリプチリン塩酸塩 | 製造販売 | 大日本住友 |

三環系．ノルアドレナリントランスポーターへの選択性が高く，意欲を高める作用を期待して使用されることがあるが，使用頻度低下．

Check Point!

共通 p.1 参照

☑ **禁忌** ▶ MAO 阻害薬投与中，緑内障，尿閉（前立腺疾患など），心筋梗塞回復初期

☑ **心毒性（常用量）** ▶ 心拍数増加，心収縮力増加

> 薬理 抗コリン作用，ノルアドレナリン再取り込み阻害作用

☑ **心毒性（大量投与）** ▶ 心ブロック，QT 延長

> 薬理 抗コリン作用，ノルアドレナリン再取り込み阻害作用

☑ **抗コリン作用（中枢性）** ▶ せん妄，認知障害，精神運動興奮，幻覚

☑ **抗コリン作用（末梢性）** ▶ 口渇，便秘，排尿困難

用法・用量

効能効果	初期	維持量	最大量
うつ病・うつ状態	1 回 10〜25 mg，1 日 2〜3 回		150 mg/日を 2〜3 回

副作用モニタリング

	初期	維持期	対応
抗コリン作用	口渇／便秘／排尿困難	視調節障害／せん妄	減量や対症療法
心毒性	心拍数増加		減量や対症療法
錐体外路障害	振戦	ジスキネジア	減量や対症療法
その他	頭痛		減量や対症療法
		発疹	中止

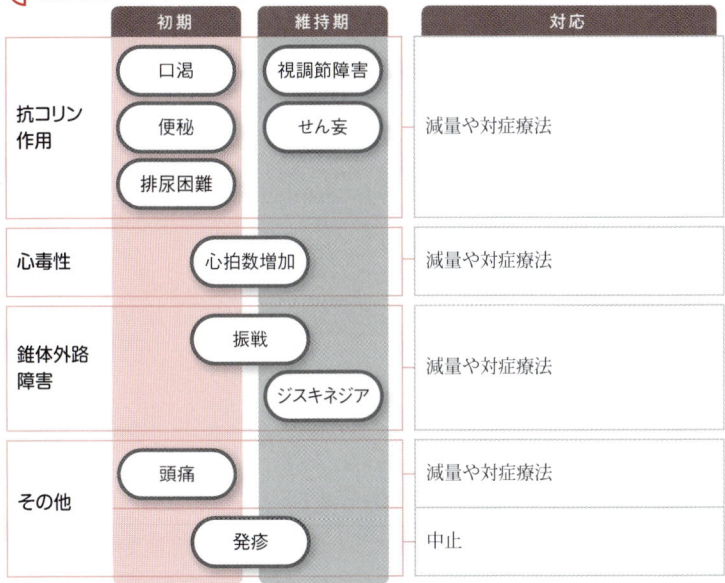

薬物動態

剤形	$t_{1/2}$	Tmax	代謝・排泄	代謝酵素（CYP）
錠	26.7 ± 8.5 hr	4.8 hr	肝	基質 2D6, 2C19

アナフラニール® 錠 10, 25 mg / 点滴静注液 25 mg

| 一般名 | クロミプラミン塩酸塩 | 製造販売 | アルフレッサファーマ |

三環系抗うつ薬．副作用リスクは高いが，唯一，注射剤形を有するために急性期などに現在でも汎用される．

共通 p.1 参照

Check Point!

☑ **禁忌** ▶ MAO 阻害薬投与中または投与中止後 2 週間以内，緑内障，尿閉，心筋梗塞回復初期，QT 延長症候群

☑ **心毒性（常用量）** ▶ 心拍数増加，心収縮力増加
- 薬理 抗コリン作用，ノルアドレナリン再取り込み阻害作用

☑ **心毒性（大量投与）** ▶ 心ブロック，QT 延長
- 薬理 抗コリン作用，ノルアドレナリン再取り込み阻害作用

☑ **抗コリン作用（中枢性）** ▶ せん妄, 認知障害, 精神運動興奮, 幻覚

☑ **抗コリン作用（末梢性）** ▶ 口渇，便秘，排尿困難

☑ **セロトニン症候群** ▶ 不安，焦燥，興奮，錯乱，発汗，下痢，発熱，高血圧，頻脈，ミオクロヌス

☑ **アドレナリン α₁ 受容体阻害作用** ▶ めまい，起立性低血圧，過鎮静

用法・用量

効能効果	用量	用量	最大量
錠			
うつ病・うつ状態	50〜100 mg/日を 1〜3 回		225 mg/日
遺尿症	6 歳未満：10〜25 mg/日を 1〜2 回		—
	6 歳以上：20〜50 mg/日を 1〜2 回		
ナルコレプシーに伴う情動脱力発作	10〜75 mg/日を 1〜3 回		—
注射			
うつ病・うつ状態	生理食塩液または 5 w/v%ブドウ糖注射液 250〜500 mL に 1 アンプルを加え，2〜3 時間にわたって 1 日 1 回点滴静注する		1 回 3 アンプルまで

🎯 副作用モニタリング

	初期	維持期	対応
胃腸障害	悪心・嘔吐 / 下痢	味覚障害	初期：一過性，維持期：対症療法
抗コリン作用	口渇 / 便秘	せん妄 / 認知障害	減量や対症療法
心毒性		心拍数増加	減量や対症療法
精神賦活	不安 / 焦燥	攻撃性 / アカシジア	減量や休薬
運動感覚不全	めまい / ふらつき	血圧上昇	減量や対症療法

🎯 薬物動態

剤形	t₁/₂	Tmax	代謝・排泄	代謝酵素（CYP）
錠（未変化体）	15.6〜35.1 hr	3〜5 hr	肝	基質 2D6, 1A2, 3A4, 2C19
注射剤（未変化体）	14.6〜22.3 hr	2 h	肝	基質 2D6, 1A2, 3A4, 2C19

アモキサン® カプセル 10, 25, 50 mg / 細粒 10 %

| 一般名 | アモキサピン | 製造販売 | ファイザー |

三環系抗うつ薬．作用発現が比較的速いため，現在でも自殺リスクが高い場合に汎用される．

Check Point!

共通 p.1 参照

☑ **禁忌** ▶ MAO 阻害薬投与中または投与中止後 2 週間以内，緑内障，心筋梗塞回復初期

☑ **ドパミン阻害作用** ▶ アカシジア，ジスキネジア，乳汁漏出症，高プロラクチン血症，インポテンス

　　薬理　代謝物がドパミン阻害作用をもつ

☑ **抗コリン作用** ▶ 口渇，便秘，排尿困難

☑ **精神症状** ▶ けいれん，精神錯乱，幻覚，せん妄

　抗うつ薬の中では比較的けいれんを起こしやすい

☑ **相互作用** ▶ シメチジン，SSRI

　本剤の代謝が阻害され作用が増強するおそれがある

用法・用量

効能効果	初期	維持量	最大量
うつ病・うつ状態	25〜75 mg/日	150 mg/日	300 mg/日

副作用モニタリング

	初期	維持期	対応
胃腸障害	悪心・嘔吐 / 下痢		初期：一過性，維持期：対症療法
ドパミン阻害作用	パーキンソン様症状	アカシジア / ジスキネジア / インポテンス / 高プロラクチン血症	減量や中止，あるいは対症療法
抗コリン作用	口渇 / 便秘 / 排尿困難		中止
精神神経系	不安,焦燥 / 興奮	攻撃性 / 躁転	減量や休薬，対症療法

薬物動態

剤形		$t_{1/2}$	T_{max}	代謝・排泄	代謝酵素（CYP）
カプセル,細粒	未変化体	約8 hr [1]	1～1.5 hr [2]	肝	基質 2D6
	活性代謝物	約30 hr [1]	1.5～2.5 hr [2]		グルクロン酸抱合

1) カプセル　2) カプセル，細粒のデータ

アンプリット® 錠 10, 25 mg

一般名 ロフェプラミン塩酸塩 **製造販売** 第一三共

三環系抗うつ薬．マイルドな作用で高齢者に使いやすいが，現在使用頻度低下．

共通 p.1 参照

Check Point!

☑ **禁忌** ▶ MAO 阻害薬投与中または投与中止後 2 週間以内，緑内障，心筋梗塞回復初期

☑ **抗コリン作用（末梢性）** ▶ 口渇，便秘，排尿困難

☑ **パーキンソン様症状** ▶ めまい，ふらつき，眠気，振戦

用法・用量

効能効果	初期	維持量	備考
うつ病・うつ状態	20〜75 mg/日を 2〜3 回	150 mg/日を 2〜3 回	適宜増減

副作用モニタリング

	初期	維持期	対応
胃腸障害	悪心・嘔吐／下痢	味覚異常	初期：一過性，維持期：対症療法
抗コリン作用	口渇／便秘／排尿困難		減量や対症療法
パーキンソン様症状	めまい，ふらつき／眠気	振戦	減量や対症療法

薬物動態

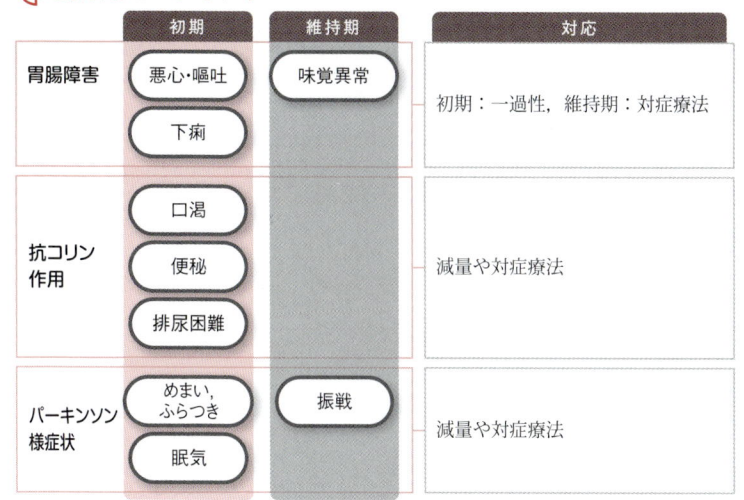

剤形	t₁/₂	Tmax	代謝・排泄	代謝酵素（CYP）
錠（未変化体）	1〜2 hr	2.7 hr	肝	不明
錠（活性代謝物）	1.5〜3 hr	3.4 hr	肝	基質 2D6

プロチアデン® 錠 25 mg

一般名 ドスレピン塩酸塩　　　　**製造販売** 日医工 / 科研

三環系．第二世代薬であり，第一代に比べて副作用が軽減されているが，古典的な薬剤であり，使用頻度低下．

Check Point!

共通 p.1 参照

- ☑ **禁忌** ▶ **MAO 阻害薬投与中，緑内障，尿閉，心筋梗塞回復初期**

- ☑ **心毒性（常用量）** ▶ **心拍数増加，心収縮力増加**
  - 薬理 抗コリン作用，ノルアドレナリン再取り込み阻害作用

- ☑ **心毒性（大量投与）** ▶ **心ブロック，QT 延長**
  - 薬理 抗コリン作用，ノルアドレナリン再取り込み阻害作用

- ☑ **抗コリン作用（中枢性）** ▶ **せん妄，認知障害，精神運動興奮，幻覚**

- ☑ **抗コリン作用（末梢性）** ▶ **口渇，便秘，排尿困難**

- ☑ **アドレナリンα₁受容体阻害作用** ▶ **めまい，起立性低血圧，過鎮静**

- ☑ **高齢者**
  高い血中濃度の持続が認められているため少量から投与を開始する

用法・用量

効能効果	用量	備考
うつ病・うつ状態	75〜150 mg/日を 2〜3 回	適宜増減

副作用モニタリング

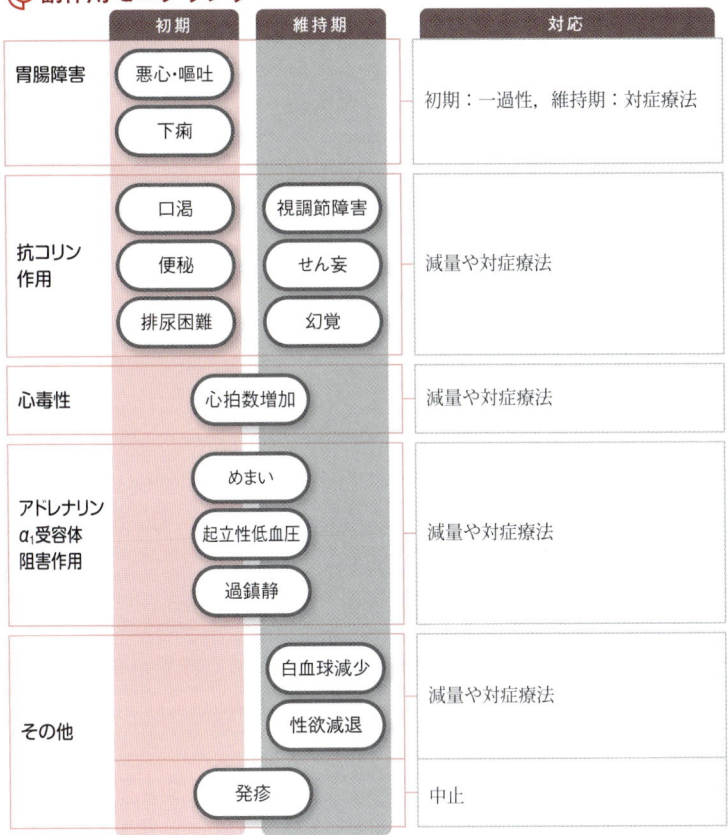

	初期	維持期	対応
胃腸障害	悪心・嘔吐、下痢		初期：一過性，維持期：対症療法
抗コリン作用	口渇、便秘、排尿困難	視調節障害、せん妄、幻覚	減量や対症療法
心毒性		心拍数増加	減量や対症療法
アドレナリン$α_1$受容体阻害作用		めまい、起立性低血圧、過鎮静	減量や対症療法
その他		白血球減少、性欲減退	減量や対症療法
	発疹		中止

薬物動態

剤形		$t_{1/2}$	T_{max}	代謝・排泄	代謝酵素（CYP）
錠	若年者	14 hr	3.1 hr	肝	基質 2D6
	高齢者	22 hr	5.4 hr		

ルジオミール® 錠 10, 25 mg

一般名 マプロチリン塩酸塩　　**製造販売** ノバルティスファーマ

四環系．作用は強いとはいえないが，ノルアドレナリントランスポーターへの高い選択性から意欲回復が期待される．

Check Point! 　　　　　　　　　　　　　　　共通 p.1 参照

☑ **禁忌 ▶ MAO 阻害薬投与中，緑内障，尿閉（前立腺疾患など），てんかんなどのけいれん性疾患，心筋梗塞回復初期**

☑ **心毒性（常用量）▶ 心拍数増加，心収縮力増加**

☑ **心毒性（大量投与）▶ 心ブロック，QT 延長**

薬理 抗コリン作用，ノルアドレナリン再取り込み阻害作用

☑ **抗コリン作用（中枢性）▶ せん妄，認知障害，精神運動興奮，幻覚**

☑ **抗コリン作用（末梢性）▶ 口渇，便秘，排尿困難**

☑ **アドレナリン α₁ 受容体阻害作用 ▶ めまい，起立性低血圧，過鎮静**

☑ **その他の副作用 ▶ 発疹，けいれん**

投与量の急激な増加や高用量の長期間継続投与により生じやすい

用法・用量

効能効果	用量	備考
うつ病・うつ状態	30～75 mg/日を 2～3 回，1 回夕食後または就寝前	適宜増減

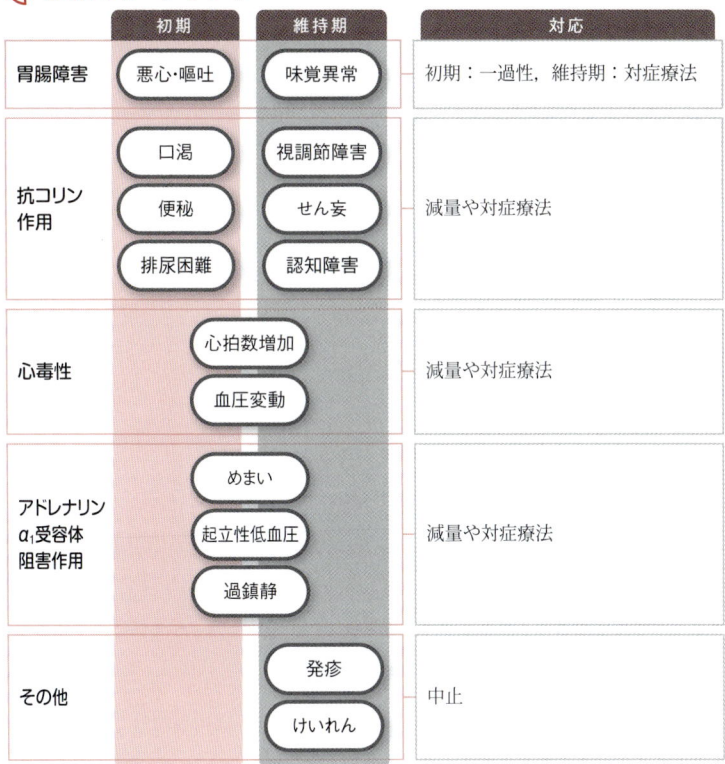

副作用モニタリング

	初期	維持期	対応
胃腸障害	悪心・嘔吐	味覚異常	初期：一過性，維持期：対症療法
抗コリン作用	口渇 / 便秘 / 排尿困難	視調節障害 / せん妄 / 認知障害	減量や対症療法
心毒性		心拍数増加 / 血圧変動	減量や対症療法
アドレナリン$α_1$受容体阻害作用		めまい / 起立性低血圧 / 過鎮静	減量や対症療法
その他		発疹 / けいれん	中止

薬物動態

剤形	$t_{1/2}$	T_{max}	代謝・排泄	代謝酵素（CYP）
錠	19〜73 hr（個人差が大きい）	6〜12 hr	肝	基質 2D6

トリプタノール® 錠 10, 25 mg

| 一般名 | アミトリプチリン塩酸塩 | 製造販売 | 日医工 |

三環系．抗うつ作用は非常に強いが，心毒性など副作用のリスクも高く，大量服薬に注意．

共通 p.1 参照

Check Point!

☑ **禁忌** ▶ MAO 阻害薬投与中または投与中止後 2 週間以内，緑内障，尿閉，心筋梗塞回復初期，QT 延長症候群

☑ **心毒性（常用量）** ▶ 心拍数増加，心収縮力増加
　薬理　抗コリン作用，ノルアドレナリン再取り込み阻害作用

☑ **心毒性（大量投与）** ▶ 心ブロック，QT 延長
　薬理　抗コリン作用，ノルアドレナリン再取り込み阻害作用

☑ **抗コリン作用（中枢性）** ▶ せん妄，認知障害，精神運動興奮，幻覚

☑ **抗コリン作用（末梢性）** ▶ 口渇，便秘，排尿困難

☑ **セロトニン症候群** ▶ 不安，焦燥，興奮，錯乱，発汗，下痢，発熱，高血圧，頻脈，ミオクロヌス

☑ **アドレナリンα₁受容体阻害作用** ▶ めまい，起立性低血圧，過鎮静

☑ **特徴的な副作用** ▶ 顔・舌部の浮腫，味覚異常，四肢の知覚異常

用法・用量

効能効果	初期	維持量	最大量
うつ病・うつ状態	30〜75 mg/日を分割	150 mg/日を分割	300 mg/日
遺尿症	—	10〜30 mg/日を 1 回就寝前	—（適宜増減）

副作用モニタリング

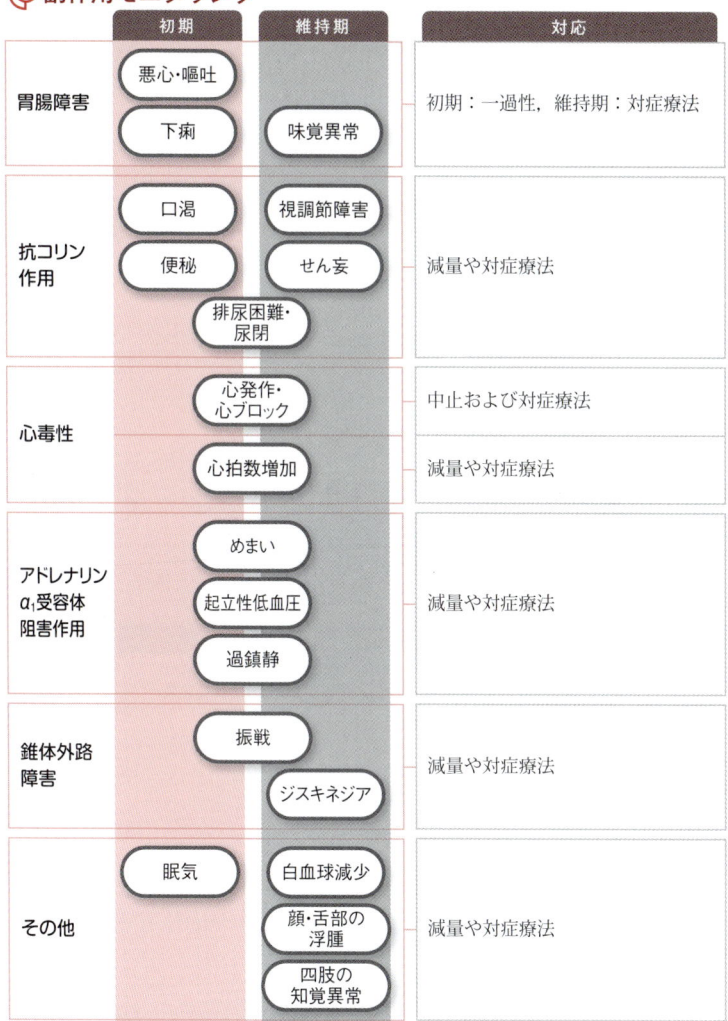

	初期	維持期	対応
胃腸障害	悪心・嘔吐／下痢	味覚異常	初期：一過性，維持期：対症療法
抗コリン作用	口渇／便秘	視調節障害／せん妄／排尿困難・尿閉	減量や対症療法
心毒性		心発作・心ブロック	中止および対症療法
		心拍数増加	減量や対症療法
アドレナリン $α_1$ 受容体阻害作用		めまい／起立性低血圧／過鎮静	減量や対症療法
錐体外路障害		振戦／ジスキネジア	減量や対症療法
その他	眠気	白血球減少／顔・舌部の浮腫／四肢の知覚異常	減量や対症療法

薬物動態

剤形	$t_{1/2}$	T_{max}	代謝・排泄	代謝酵素（CYP）
錠（活性代謝物）	31 ± 13 hr	4.4 hr	肝	基質 2D6, 1A2, 3A4, 2C19

テトラミド® 錠 10, 30 mg

| 一般名 | ミアンセリン塩酸塩 | 製造販売 | MSD / 第一三共 |

四環系. 睡眠作用を期待し，ベンゾジアゼピン系睡眠薬に反応性の乏しい不眠に使用されることが多い．

共通 p.1 参照

Check Point!

☑ **禁忌** ▶ MAO 阻害薬投与中

☑ **ヒスタミン H_1 受容体阻害作用** ▶ 体重増加，眠気，過鎮静，食欲増進

☑ **抗コリン作用（末梢性）** ▶ 口渇，便秘など

☑ **アドレナリン $α_1$ 受容体阻害作用** ▶ めまい，起立性低血圧，過鎮静

用法・用量

効能効果	初期	維持量	備考
うつ病・うつ状態	30 mg/日を分割あるいは1回夕食後または就寝前	60 mg/日を分割あるいは1回夕食後または就寝前	適宜増減

🎯 副作用モニタリング

	初期	維持期	対応
胃腸障害	悪心・嘔吐 / 下痢	食欲亢進/不振	初期：一過性，維持期：対症療法
抗コリン作用	口渇 / 便秘 / 排尿困難	視調節障害	減量や対症療法
循環器		徐脈	減量や対症療法
アドレナリンα₁受容体阻害作用		めまい / 起立性低血圧 / 過鎮静	減量や休薬，対症療法
ヒスタミンH₁受容体阻害作用		過鎮静 / 眠気 / 体重増加	減量や休薬，対症療法
その他		発疹	中止
		関節痛	減量や対症療法

🕒 薬物動態

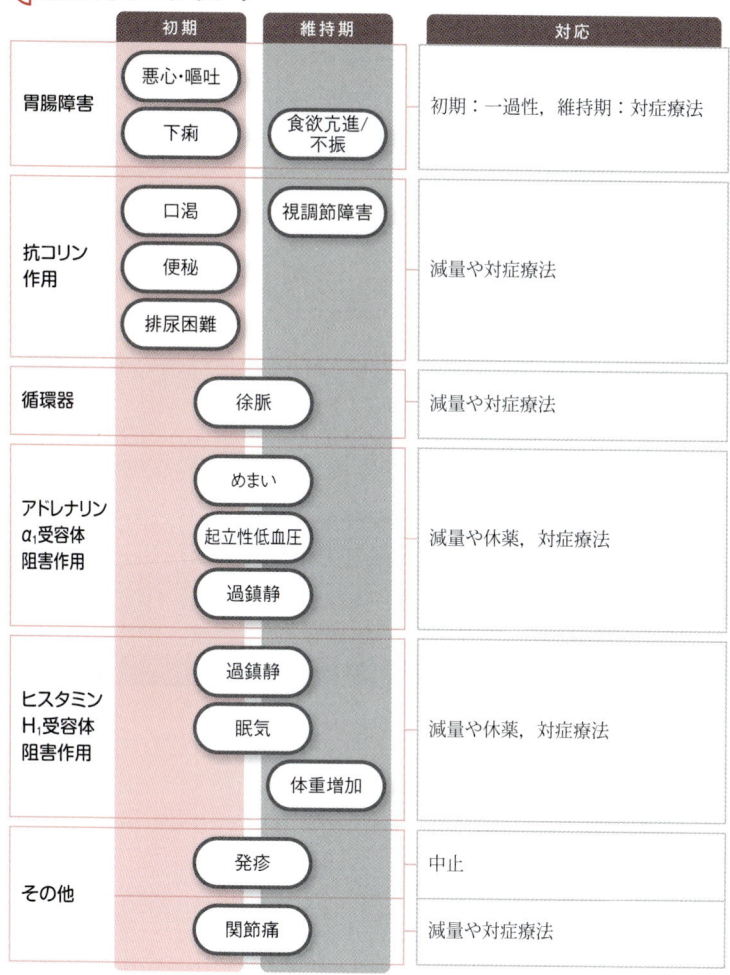

剤形	$t_{1/2}$	T_{max}	代謝・排泄	代謝酵素（CYP）
錠	約18 hr	2 hr	肝	基質 1A2, 2D6, 3A4

テシプール® 錠 1 mg

| 一般名 | セチプチリンマレイン酸塩 | 製造販売 | 持田 |

四環系．テトラミドを母体に開発され，薬理学的性格も類似．睡眠作用を期待して使用されることが多い．

共通 p.1 参照

Check Point!

☑ **禁忌** ▶ MAO 阻害薬投与中または投与中止後 2 週間以内，緑内障，心筋梗塞回復初期

☑ **ヒスタミン H₁ 受容体阻害作用** ▶ 体重増加，眠気，過鎮静，食欲増進

☑ **アドレナリン α₁ 受容体阻害作用** ▶ めまい，起立性低血圧，過鎮静

☑ **抗コリン作用（末梢性）** ▶ 口渇，便秘など

用法・用量

効能効果	初期	維持量	備考
うつ病・うつ状態	3 mg/日を分割	6 mg/日を分割	適宜増減

副作用モニタリング

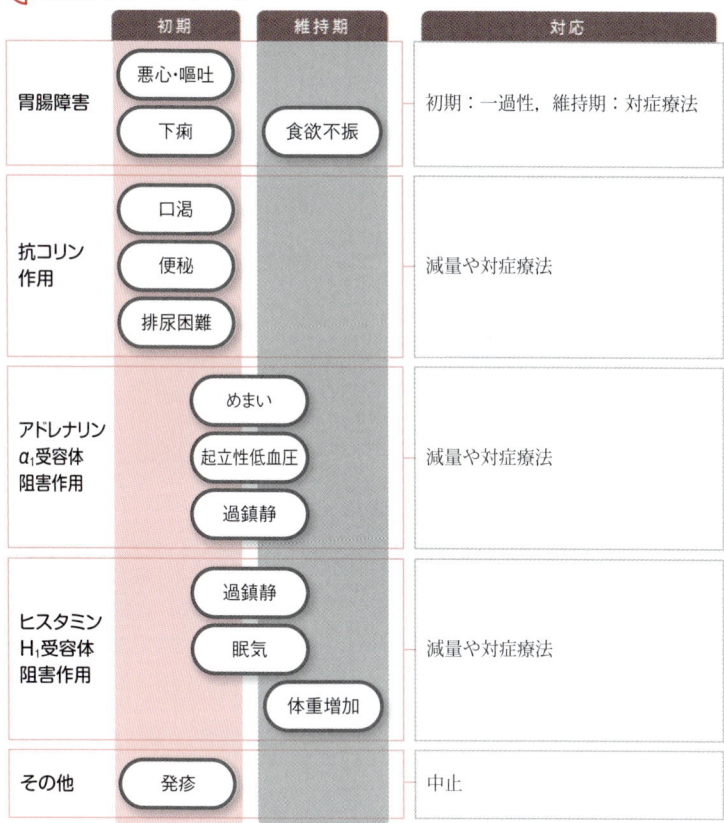

	初期	維持期	対応
胃腸障害	悪心・嘔吐 / 下痢	食欲不振	初期：一過性，維持期：対症療法
抗コリン作用	口渇 / 便秘 / 排尿困難		減量や対症療法
アドレナリンα_1受容体阻害作用	めまい / 起立性低血圧 / 過鎮静		減量や対症療法
ヒスタミンH_1受容体阻害作用	過鎮静 / 眠気	体重増加	減量や対症療法
その他	発疹		中止

薬物動態

剤形	$t_{1/2}$	T_{max}	代謝・排泄	代謝酵素（CYP）
錠	β層 24 hr	2.2 hr	肝	—

抗不安薬

　抗不安薬は不安症状を緩和させる薬剤群である．不安障害（パニック障害，強迫性障害，社交性不安障害など）では抗うつ薬と併用や，補助薬として短期間使用する場合もある．共通する問題の1つは，急激な減量や中止による反跳性不安・不眠であり，半減期が短く，力価の高い薬剤がより強く発現しやすい傾向にある．また，耽溺性などを介した精神的，身体的依存にも注意を払う必要がある．うつ病治療における抗うつ薬の投与初期に，4ヵ月までの併用投与は有用であるとのエビデンスがある．また，中等度以上のうつ病の治療において抗うつ薬未投与で抗不安薬のみで対応した場合には，症状の悪化や遷延化がみられることが多く，注意が必要である．

分類
　デパス®（エチゾラム）は種々の精神科疾患における不安・緊張など以外にも睡眠障害にも適応をもつ．ベンゾジアゼピン系抗不安薬中で最も作用時間の短い薬剤の1つである．作用力価は比較的高い．リーゼ®（クロチアゼパム）は心身症における身体症候ならびに不安・緊張・心気・抑うつ・睡眠障害，自律神経失調症におけるめまい・肩こり・食欲不振などに適応をもつ．アタラックス®/アタラックス®-P（ヒドロキシジン塩酸塩/ヒドロキシジンパモ酸塩）は蕁麻疹，皮膚疾患に伴う瘙痒，神経症における不安・緊張・抑うつに適応をもつ．

副作用
　エチゾラムは神経症・うつ病・心身症・統合失調症における睡眠障害，クロチアゼパムは心身症における睡眠障害など，多くの抗不安薬が睡眠障害に対する適応を有するため，自動車の運転や危険な作業などを行う可能性がある場合には睡眠前以外の目的での服用（主に日中）を避けることが推奨されている．

　抗不安薬，特にベンゾジアゼピン系薬物は依存性が話題となり，専門家の間でも依存性の有無は意見の分かれるところである．しかし，超短時間～短時間作用

型で力価の強い薬剤では,長期使用後に急速中断することで反跳性不眠(服薬前よりも眠れなくなる)や反跳性不安(服薬前よりも不安症状が強く現れる)が発現しやすいことについてはコンセンサスが得られている.この反調性の副作用が一般的に「依存」と捉えられている.

このような薬物中止時の離脱症状(反跳性不眠・不安)が発現した場合には,
① 服薬量を時間をかけてゆっくり減量する
② 投与間隔を徐々に長くする
③ ①と②を併用する

のような減量方法が推奨されている(図).

睡眠時無呼吸症候群を合併している場合には,症状を悪化させる場合があるために注意が必要である.

図 睡眠薬の中止方法

A 投与量を徐々に減らす

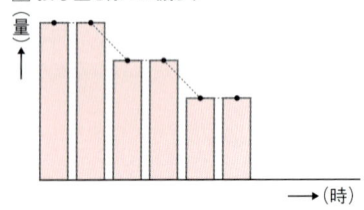

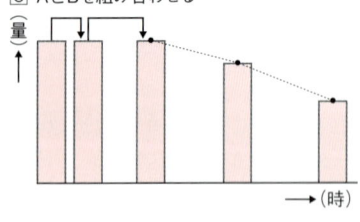

B 休薬時間を徐々に延ばす

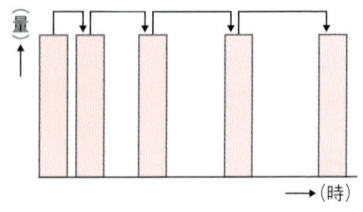

C AとBを組み合わせる

A 同じ投与間隔で,投与量を時間をかけて減らす方法.
B 同じ投与量で,休薬期間を徐々に延ばしていく方法.
C 投与量を徐々に減らし,同時に投与間隔も延ばしていく方法.

(文献 1)より転載)

また，これらの依存症状（反跳性不眠・不安）を起こさないためにも，長期にわたる服薬は避けるべきである．ベンゾジアゼピン受容体作動性の睡眠薬および抗不安薬を比較的多い量（ジアゼパム換算の合計 30 mg 以上）で長い間使用する場合には，反跳性不安や不眠が起こりやすいと報告されている[2]．また，睡眠薬はできるだけ短期間（できるだけ 3 ヵ月を越えない）で，その間の使用量の合計が 2,700 mg（平均 1 日量×継続日数）を超えないことが望ましい[3]．

文献
1) 内村直尚ほか：睡眠障害の薬物療法―睡眠薬の使い方を中心に―．薬局，53（5）：1691-1698，2002．
2) Hallatrom C, et al M.：Benzodiazepine withdrawal phenomena. Int. Pharmacopsychiatry, 16（4）：235-244,1981．
3) 井澤志名野ほか：ベンゾジアゼピン臨床用量依存と退薬症候の治療．臨床精神薬理，6（9）：1161-1168，2003．

アタラックス® 錠 10, 25 mg
アタラックス®-P カプセル 25, 50 mg / ドライシロップ 2.5 % / 散 10 % / シロップ 0.5 % / 注射液 25, 50 mg/mL

一般名 ヒドロキシジン塩酸塩 / ヒドロキシジンパモ酸塩

製造販売 ファイザー

抗不安薬．不安などの神経症状では，瘙痒感に対する用量の2倍程度使用．依存性ありとの見解もある．

共通 p.43 参照

Check Point!

☑ **禁忌** ▶ ポルフィリン症，妊婦または妊娠している可能性のある人

口蓋裂などの奇形の報告あり

☑ **抗コリン作用（中枢性）** ▶ 興奮，錯乱，幻覚，認知障害

☑ **抗コリン作用（末梢性）** ▶ 口渇，便秘，排尿困難

☑ **肝機能障害** ▶ 黄疸，倦怠感，食欲低下，腹水がたまる

AST，ALT，γ-GTP の上昇などを伴う

☑ **眠気，めまい**

自動車の運転など，危険を伴う機械類の操作には従事させないこと

用法・用量

効能効果	用量	最大量
錠，ドライシロップ，散，シロップ		
蕁麻疹，皮膚疾患に伴う瘙痒	50～75 mg/日を2～3回	―
神経症における不安・緊張・抑うつ	75～150 mg/日を，3～4回	―
注射液		
神経症における不安・緊張・抑うつ 麻酔前投薬 術前・術後の悪心・嘔吐の防止	静脈内	
	1回 25～50 mg 4～6時間毎あるいは点滴静注	1回 100 mg ※ 25/分以上の速度で注入しないこと
	筋肉内	
	1回 50～100 mg 4～6時間毎	―

副作用モニタリング

	初期	維持期	対応
抗コリン作用	口渇 / 便秘 / 排尿困難	興奮 / 幻覚 / 認知障害	減量や対症療法
精神神経系	眠気 / 倦怠感 / めまい	振戦 / けいれん	減量や対症療法
過敏症	発疹		中止
肝機能障害	AST, ALT, γ-GTP 上昇		減量や対症療法

薬物動態

剤形	$t_{1/2}$	T_{max}	代謝・排泄	代謝酵素（CYP）
錠, カプセル, ドライシロップ, 注射	20.0 ± 4.1 hr	2.1 ± 0.4 hr	肝	基質 3A4, 3A5, アルコール脱水素酵素

デパス® 錠 0.25, 0.5, 1 mg / 細粒 1 %

一般名 エチゾラム　　　　　　　　　　**製造販売** 田辺三菱製薬

抗不安薬．ベンゾジアゼピン系の中では半減期が短く，強い力価のために反跳性の不安・不眠を引き越しやすい．

Check Point!
共通 p.43 参照

☑ **禁忌** ▶ 急性狭隅角緑内障，重症筋無力症

☑ **高齢者** ▶ 用量注意：1日 1.5 mg まで
　運動失調の副作用が発現しやすい

☑ **悪性症候群** ▶ 発熱，強度の筋強剛，嚥下困難，頻脈，発汗，血清 CK（CPK）の上昇など
　抗精神病薬などとの併用，あるいは本剤の急激な減量・中止などによる

☑ **抗コリン作用** ▶ 口渇，便秘，排尿困難

☑ **筋弛緩作用** ▶ めまい，ふらつき，倦怠感

☑ **眠気，注意力・集中力・反射運動能力などの低下**
　自動車の運転など，危険を伴う機械の操作に従事させない

☑ **離脱症状** ▶ せん妄，振戦，不眠，不安，幻覚
　連用中の急激な減量や中止で生じる

用法・用量

効能効果	用量
・神経症における不安・緊張・抑うつ・神経衰弱症状 ・うつ病における不安・緊張	成人：3 mg/日を3回
	高齢者：1.5 mg/日3回まで
・心身症（高血圧症，胃・十二指腸潰瘍）における身体症候ならびに不安・緊張・抑うつ ・頸椎症，腰痛症，筋収縮性頭痛における不安・緊張・抑うつおよび筋緊張	成人：1.5 mg/日を3回
	高齢者：1.5 mg/日3回まで
・神経症，うつ病，心身症，統合失調症における睡眠障害	成人：1〜3 mg/日を1回，就寝前
	高齢者：1.5 mg/日まで1回，就寝前

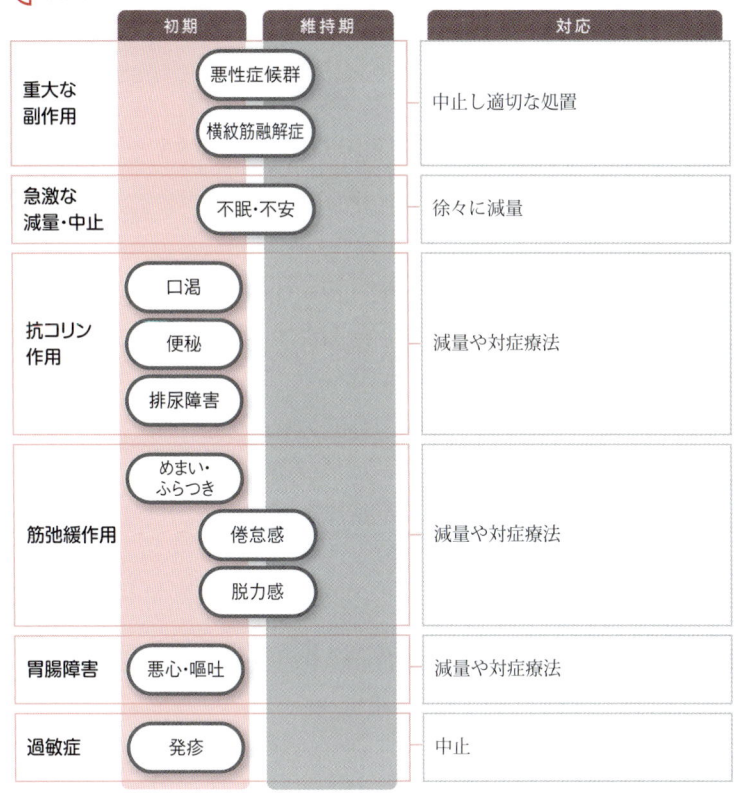

副作用モニタリング

	初期	維持期	対応
重大な副作用	悪性症候群 / 横紋筋融解症		中止し適切な処置
急激な減量・中止		不眠・不安	徐々に減量
抗コリン作用	口渇 / 便秘 / 排尿障害		減量や対症療法
筋弛緩作用	めまい・ふらつき	倦怠感 / 脱力感	減量や対症療法
胃腸障害	悪心・嘔吐		減量や対症療法
過敏症	発疹		中止

薬物動態

剤形	$t_{1/2}$	T_{max}	代謝・排泄	代謝酵素（CYP）
錠、細粒	6.3 hr	3.3 hr	肝	CYP 基質 2C9, 3A4

リーゼ® 錠5, 10 mg / 顆粒10％

| 一般名 | クロチアゼパム | 製造販売 | 田辺三菱製薬 |

抗不安薬．半減期が短く，作用は比較的マイルド．同程度の $T_{1/2}$ をもつデパスに比べて反跳性の不安・不眠はみられにくい．

Check Point!

共通 p.43 参照

☑ 禁忌 ▶ 急性狭隅角緑内障，重症筋無力症

☑ 肝機能障害 ▶ 黄疸，倦怠感，食欲低下，腹水がたまる
AST，ALT，γ-GTP の上昇などを伴う

☑ 眠気注意力・集中力・反射運動能力などの低下
自動車の運転など，危険を伴う機械の操作に従事させない

☑ 離脱症状 ▶ せん妄，振戦，不眠，不安，幻覚
連用中の急激な減量や中止で生じる

用法・用量

効能効果	用量
・心身症（消化器疾患，循環器疾患）における身体症候ならびに不安・緊張・心気・抑うつ・睡眠障害 ・自律神経失調症におけるめまい・肩こり・食欲不振	15〜30 mg/日を3回
麻酔前投薬	10〜15 mg，就寝前または手術前

副作用モニタリング

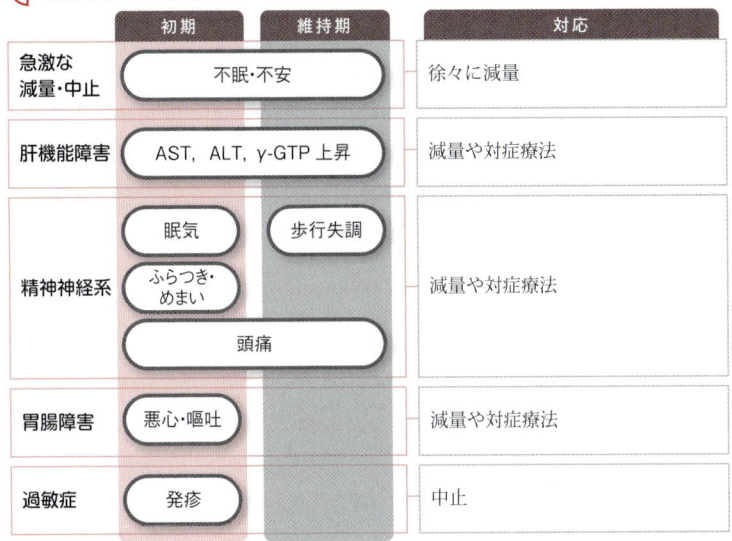

	初期	維持期	対応
急激な減量・中止	不眠・不安		徐々に減量
肝機能障害	AST, ALT, γ-GTP 上昇		減量や対症療法
精神神経系	眠気／ふらつき・めまい	歩行失調	減量や対症療法
	頭痛		
胃腸障害	悪心・嘔吐		減量や対症療法
過敏症	発疹		中止

薬物動態

剤形	$t_{1/2}$	T_{max}	代謝・排泄	代謝酵素（CYP）
錠, 顆粒	約 6 hr	約 1 hr	肝	該当資料なし

抗精神病薬

統合失調症は約1%と非常に高い罹患率の精神病である．統合失調症は，その全容がいまだに明らかになっておらず，現在示されている発症機序はすべて仮説に基づいている．そのため，治療薬である抗精神病薬の作用機序も詳細は不明な点が多く，統合失調症に対する薬物治療は経験に委ねられることが多い．

分類

統合失調症の発症にはドパミン（DA）神経系が大きく関与すると言われている．治療のために第一世代抗精神病薬を投与すると，一定の陽性症状の改善効果は得られるが，そのドパミン2（D_2）受容体の過剰な遮断作用から，①認知機能の悪化および2次性の陰性症状，②錐体外路症状，③高プロラクチン血症が引き起こされることも多い．第二世代抗精神病薬では，①セロトニン2A（5-HT_{2A}）受容体遮断作用，②$α_1$，M_1，H_1など多種受容体に対する拮抗作用，③D_2受容体パーシャルアゴニスト作用，によってD_2受容体遮断作用が軽減されていることで，それらの副作用が軽減されている．

また，最近ではD_3受容体の関与やグルタミン酸神経系の関与も示唆れており，治療薬の研究開発も進められている．

副作用

上述のように，第一世代抗精神病薬の代表的な副作用には，認知機能障害，二次性陰性症状，錐体外路症状，高プロラクチン血症などがある．第二世代抗精神病薬でもみられる副作用は，鎮静，体重増加，血液障害などがある．抗精神病薬は副作用が非常に多い薬剤群のひとつである．

錐体外路症状

従来型の抗精神病薬では最も高頻度に発現する副作用の1つである．よく観察される症状として，振戦，体の突っ張り，体の傾き，小刻み歩行，前屈姿勢，流涎，などがあげられる．対処法としては，①主薬の減量，②抗コリン薬の使用，

③新規抗精神病薬など薬原性錐体外路症状の少ない薬剤への切り替え，がある．抗コリン薬はそれ自身が多くの副作用を有するために可能な限り使用を避けることが望ましい．

過鎮静
鎮静作用は主作用の延長上にあるが，その作用が過剰になると運動性，行動性，思考，意欲などが抑制され，QOLを大きく悪化させる．

高血糖，肥満，脂質異常症
特に新規抗精神病薬でメタボリックシンドロームが問題視されている．現在，糖尿病ではクエチアピンおよびオランザピンの使用が禁忌であり，その他の薬剤でも定期的な血糖値測定が求められる．保険薬局などでも継続的に処方がある場合には患者もしくは処方先への体重，脂質異常症に関する臨床検査値結果の確認が必要である．

高プロラクチン血症
漏斗下垂体系でのDA受容体抑制によって血漿中のプロラクチン上昇が起こるが，女性では乳汁分泌，月経不順などが起こり，男性でも女性化乳房，性機能障害などが引き起こされる．新規の抗精神病薬のうち，リスペリドンで比較的起こりやすい副作用であるが，芍薬甘草湯・テルグリド・ブロモクリプチン投与でプロラクチン値が正常化されるとの報告がある．

悪性症候群
原因不明の高熱，発汗，筋強剛，CPK上昇，痙攣，意識消失などが現れる．対処法としては，①抗精神病薬を中止し全身を冷却する，②ダントロレンの投与，があげられる．

抗精神病薬の統合失調症以外の適応例

統合失調以外に保険適応がある抗精神病薬について表にまとめた．このほかにも，保険適応外で経験的に抗精神病薬が処方されることがあるため，抗精神病薬が処方されたとしても病名は統合失調症とは限らないことに留意する必要がある．

表 抗精神病薬の統合失調症以外の保険適応(例)

受容体作用	備考(非定型薬を中心に解説)
クロルプロマジン (コントミン®,ウインタミン®)	躁病,神経症における不安・緊張・抑うつ,悪心・嘔吐,吃逆,破傷風に伴う痙攣,麻酔前投薬,人工冬眠,催眠・鎮静・鎮痛薬の効果増強
レボメプロマジン (レボトミン®,ヒルナミン®)	躁病,うつ病における不安・緊張
ペルフェナジン (ピーゼットシー®など)	術前・術後の悪心・嘔吐,メニエル症候群
プロクロルペラジン(ノバミン®)	術前・術後等の悪心・嘔吐
ハロペリドール (セレネース®など)	躁病
チミペロン;注射のみ (トロペロン®)	躁病
スルトプリド (バルネチール®など)	躁病
スルピリド(ドグマチール®など)	うつ病・うつ状態,胃・十二指腸潰瘍治癒促進効果
ピモジド(オーラップ®)	小児の自閉性障害,精神遅滞に伴う諸症状
オランザピン(ジプレキサ®)	双極性障害における躁状態およびうつ状態の改善
アリピプラゾール(エビリファイ®)	双極性障害における躁症状の改善,うつ病・うつ状態

(三輪高市,大井一弥:抗精神病薬処方で薬剤師が注意すべき点と最近の話題.医薬ジャーナル42(11):148-156,2006から改変)

セレネース® 錠0.75, 1, 1.5, 3 mg / 細粒1% / 注5 mg / 内服液0.2%

一般名 ハロペリドール　　**製造販売** 大日本住友

第一世代．多くの剤形を有し，第一世代の中では比較的使用頻度は高い．強い D_2 遮断作用のため，過鎮静リスク高い．

共通 p.53 参照

Check Point!

☑ 錐体外路症状，高プロラクチン血症，悪性症候群

手の振え，性機能障害，発熱・意識障害など
(薬理) ドパミン D_2 受容体遮断作用

☑ 起立性低血圧 ▶ 立ちくらみ，めまい

(薬理) アドレナリン $α_1$ 受容体遮断作用

☑ 過鎮静 ▶ 眠気，倦怠感

(薬理) アドレナリン $α_1$ 受容体遮断作用，ドパミン D_2 受容体遮断作用

☑ 相互作用 ▶ CYP2D6，CYP3A4※

(併用注意) CYP2D6，CYP3A4 阻害作用を有する薬物

☑ 高温環境で高体温となるリスクあり ▶ 熱中症に注意

①セロトニン受容体遮断作用による
②視床下部の体温調節中枢抑制作用

用法・用量

効能効果	初期	維持量	最大量
統合失調症，躁病	錠，細粒，内服液		
	0.75～2.25 mg/日	3～6 mg/日	―
	注		
	1回5 mg（1 mL）を1日1～2回筋注または静注		

副作用モニタリング

	初期	維持期	対応
錐体外路症状		歩行障害 / 筋強剛 / 動作緩慢 / 振戦 / 流涎	減量・中止または対症療法の検討
起立性低血圧		立ちくらみ / 低血圧 / めまい	減量・中止の検討
高プロラクチン血症		乳汁漏出 / 月経不順 / 頭痛 / 視野狭窄 / 性機能障害 / 不妊	減量・中止, 他剤への変更の検討 必要に応じてドパミン作動薬の投与を検討

薬物動態

剤形	$t_{1/2}$	T_{max}	代謝・排泄	代謝酵素(CYP)
錠, 細粒, 内服液	24.1 ± 8.9 hr	5.1 ± 1.0 hr	肝	基質 2D6, 3A4
注	14.1 ± 3.2 hr	該当資料なし		

プロピタン® 錠 50 mg / 散 10 %

一般名 ピパンペロン塩酸塩　　**製造販売** サンノーバ

第一世代．マイルドな効果を期待して使用されていたが，使用頻度低下．

共通 p.53 参照

Check Point!

☑ 錐体外路症状，高プロラクチン血症，悪性症候群

手の振え，性機能障害，発熱・意識障害など
(薬理) ドパミン D_2 受容体遮断作用

用法・用量

効能効果	初期	維持量	最大量
錠，散			
統合失調症	50〜150 mg/日を3回	150〜600 mg/日を3回	

副作用モニタリング

	初期	維持期	対応
錐体外路症状	歩行障害 / 筋強剛 / 動作緩慢 / 振戦 / 流涎		減量・中止または対症療法の検討
高プロラクチン血症	乳汁漏出 / 月経不順 / 頭痛 / 視野狭窄 / 性機能障害	不妊	減量・中止，他剤への変更の検討 必要に応じてドパミン作動薬の投与を検討

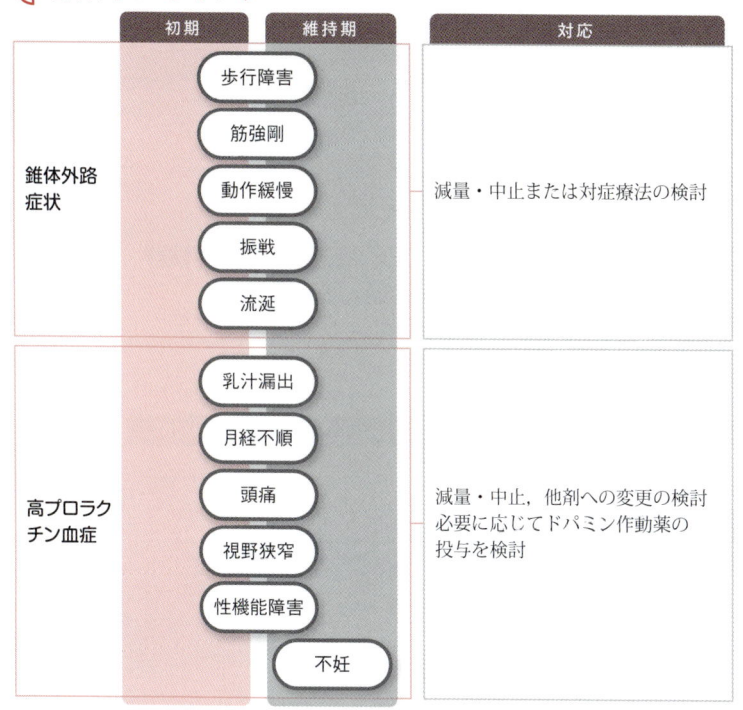

薬物動態

剤形	$t_{1/2}$	T_{max}	代謝・排泄	代謝酵素（CYP）
錠，散	該当資料なし			

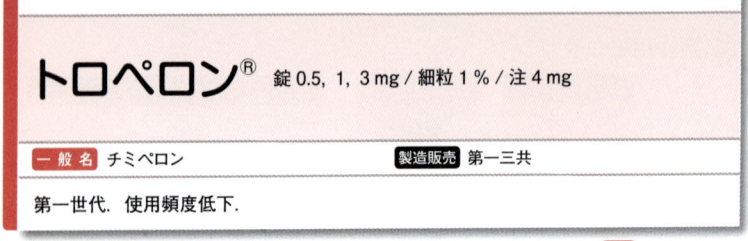

トロペロン® 錠 0.5, 1, 3 mg / 細粒 1％ / 注 4 mg

一般名 チミペロン　**製造販売** 第一三共

第一世代．使用頻度低下．

共通 p.53 参照

Check Point!

☑ 錐体外路症状，高プロラクチン血症，悪性症候群

手の振え，性機能障害，発熱・意識障害など
薬理 ドパミン D_2 受容体遮断作用

用法・用量

効能効果	初期	維持量	最大量
錠，細粒			
統合失調症	0.5〜3 mg/日を分割		3〜12 mg/日を分割
注			
統合失調症，躁病	1回4 mgを1日1回もしくは2回，筋注または静注		

副作用モニタリング

	初期	維持期	対応
錐体外路症状	歩行障害 筋強剛 動作緩慢 振戦 流涎		減量・中止または対症療法の検討
高プロラクチン血症	乳汁漏出 月経不順 頭痛 視野狭窄 性機能障害	不妊	減量・中止，他剤への変更の検討 必要に応じてドパミン作動薬の投与を検討

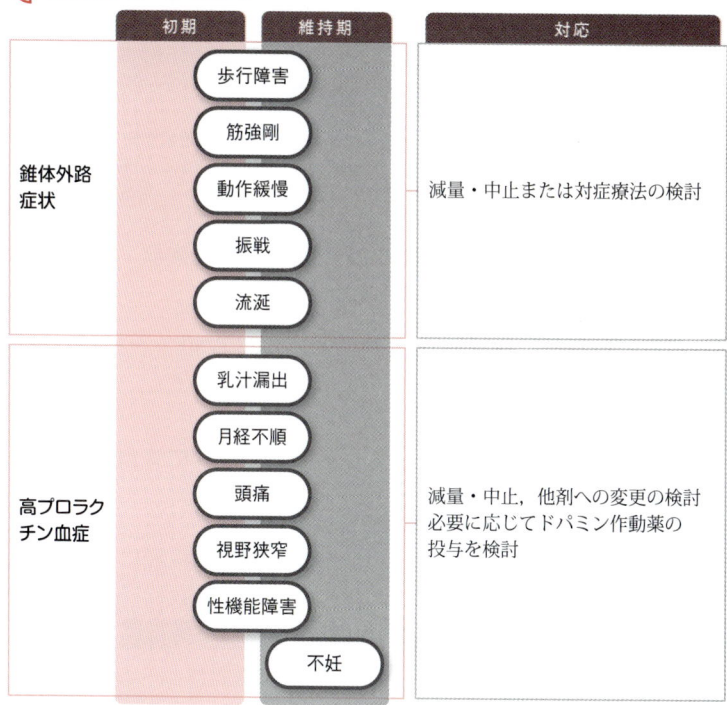

薬物動態

剤形	$t_{1/2}$	T_{max}	代謝・排泄	代謝酵素（CYP）
錠，細粒	5.9 ± 1.9 hr（単回）	3.3 ± 0.6 hr（単回）	肝・腎	該当資料なし
注	15.7 ± 2.5 hr（単回）	3.7 ± 1.2 hr（単回）		

インプロメン® 錠1, 3, 6 mg / 細粒1%

| 一般名 | ブロムペリドール | 製造販売 | 田辺三菱 |

第一世代．ハロペリドールにBr基を導入して副作用を軽減．使用頻度低下．

共通 p.53 参照

Check Point!

☑ 錐体外路症状，高プロラクチン血症，悪性症候群

手の振え，性機能障害，発熱・意識障害など
(薬理) ドパミン D_2 受容体遮断作用

☑ 相互作用 ▶ CYP3A4

※ CYP3A4阻害作用を有する薬物との併用に注意

☑ 高温環境で高体温となるリスクあり ▶ 熱中症に注意

①セロトニン受容体遮断作用による
②視床下部の体温調節中枢抑制作用による

用法・用量

効能効果	初期	維持量	最大量
錠，細粒			
統合失調症	3〜18 mg/日		36 mg/日

🎯 副作用モニタリング

	初期	維持期	対応
錐体外路症状	歩行障害 筋強剛 動作緩慢 振戦 流涎		減量・中止または対症療法の検討
高プロラクチン血症	乳汁漏出 月経不順 頭痛 視野狭窄 性機能障害	不妊	減量・中止, 他剤への変更の検討 必要に応じてドパミン作動薬の投与を検討

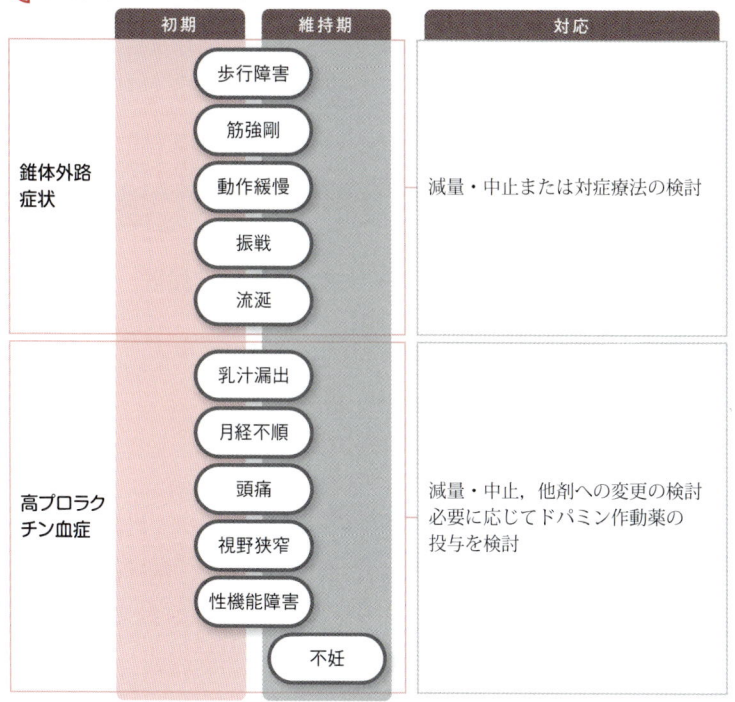

🎯 薬物動態

剤形	t₁/₂	Tmax	代謝・排泄	代謝酵素 (CYP)
錠, 細粒	20.2~31.0 hr (単回)	4~6 hr (単回)	肝	基質 3A4

コントミン® 糖衣錠 12.5, 25, 50, 100 mg / 筋注 10, 25, 50 mg

一般名 クロルプロマジン塩酸塩　　**製造販売** 田辺三菱

第一世代．CP換算の基準薬．睡眠作用を期待して就寝前に低用量で用いられることも多い．

共通 p.53 参照

Check Point!

☑ 錐体外路症状，高プロラクチン血症，悪性症候群
手の振え，性機能障害，発熱・意識障害など
(薬理) ドパミン D_2 受容体遮断作用

☑ 肥満，食欲増進 ▶ 体重，BMI，脂質
(薬理) ヒスタミン H_1 受容体遮断作用，5-HT_{2C} 受容体遮断作用

☑ 起立性低血圧，鎮静 ▶ 立ちくらみ，めまい，眠気，倦怠感
(薬理) アドレナリン $α_1$ 受容体遮断作用，ヒスタミン H_1 受容体遮断作用

☑ 抗コリン作用（中枢性）▶ せん妄，認知障害，精神運動興奮，幻覚

☑ 抗コリン作用（末梢性）▶ 口渇，便秘，排尿困難

☑ 相互作用 ▶ CYP2D6 阻害※
※ CYP2D6 阻害作用を有する薬物との併用に注意

☑ 高温環境で高体温となるリスクあり ▶ 熱中症に注意
①セロトニン受容体遮断作用による
②視床下部の体温調節中枢抑制作用による

用法・用量

効能効果	用量
統合失調症，躁病，神経症における不安・緊張・抑うつ，悪心・嘔吐，吃逆，破傷風に伴う痙攣，麻酔前投薬，人工冬眠，催眠・鎮静・鎮痛剤の効力増強	錠 通常：30〜100 mg/日を分割 精神科領域：50〜450 mg/日を分割 筋注 1回 10〜50 mg

🎯 副作用モニタリング

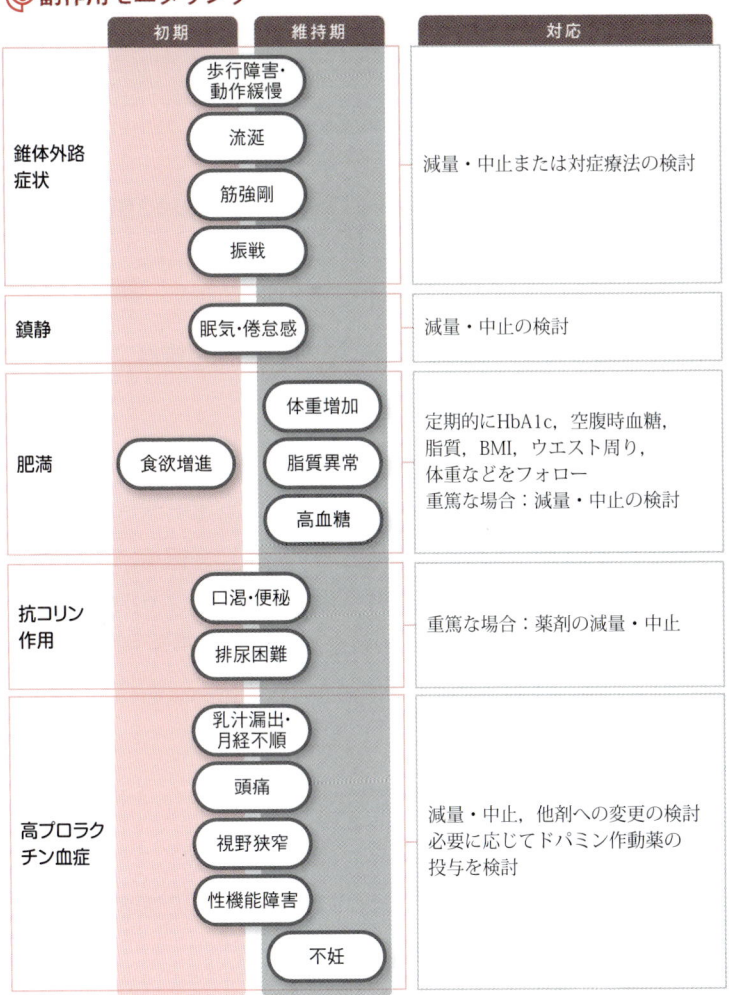

	初期	維持期	対応
錐体外路症状		歩行障害・動作緩慢 / 流涎 / 筋強剛 / 振戦	減量・中止または対症療法の検討
鎮静		眠気・倦怠感	減量・中止の検討
肥満	食欲増進	体重増加 / 脂質異常 / 高血糖	定期的にHbA1c, 空腹時血糖, 脂質, BMI, ウエスト周り, 体重などをフォロー 重篤な場合：減量・中止の検討
抗コリン作用		口渇・便秘 / 排尿困難	重篤な場合：薬剤の減量・中止
高プロラクチン血症		乳汁漏出・月経不順 / 頭痛 / 視野狭窄 / 性機能障害 / 不妊	減量・中止，他剤への変更の検討 必要に応じてドパミン作動薬の投与を検討

🕐 薬物動態

剤形	$t_{1/2}$	T_{max}	代謝・排泄	代謝酵素（CYP）
錠	2.5 ± 1.6 hr（単回）	3.2 ± 0.8 hr（単回）	肝	基質 2D6
筋注	該当資料なし	15～30 min（単回）	〃	〃

ベゲタミン®-A，B 配合錠

一般名
A：クロルプロマジン(塩酸塩) 25 mg，プロメタジン(塩酸塩) 12.5 mg，フェノバルビタール 40 mg
B：クロルプロマジン(塩酸塩) 12.5 mg，プロメタジン(塩酸塩) 12.5 mg，フェノバルビタール 30 mg

製造販売 塩野義

第一世代（配合剤）．強力な鎮静・睡眠作用を有し，主に睡眠薬として汎用されていた．副作用発現・事故リスクが高く，使用頻度低下．

Check Point!

共通 p.53 参照

☑ **錐体外路症状，高プロラクチン血症，悪性症候群**

　手の振え，性機能障害，発熱・意識障害など
　(薬理) ドパミン D_2 受容体遮断作用

☑ **肥満，食欲増進 ▶ 体重，BMI，脂質**

　(薬理) ヒスタミン H_1 受容体遮断作用，5-HT_{2C} 受容体遮断作用

☑ **起立性低血圧，鎮静 ▶ 立ちくらみ，めまい，眠気，倦怠感**

　(薬理) アドレナリン $α_1$ 受容体遮断作用，ヒスタミン H_1 受容体遮断作用

☑ **抗コリン作用（中枢性）▶ せん妄，認知障害，精神運動興奮，幻覚**

☑ **抗コリン作用（末梢性）▶ 口渇，便秘，排尿困難**

☑ **相互作用 ▶ CYP3A4**※

　※フェノバルビタールの CYP3A4 誘導作用のため CYP3A4 の基質となる下記薬物との併用に注意
　(併用禁忌) ※ボリコナゾール，タダラフィル，リルピビリン

☑ **高温環境で高体温となるリスクあり ▶ 熱中症に注意**

　①セロトニン受容体遮断作用による
　②視床下部の体温調節中枢抑制作用

用法・用量

効能効果	用量
錠剤	
統合失調症，老年精神病，躁病，うつ病またはうつ状態，神経症	鎮静：3～4 錠/日を分割 催眠：1～2 錠/日を眠前

副作用モニタリング

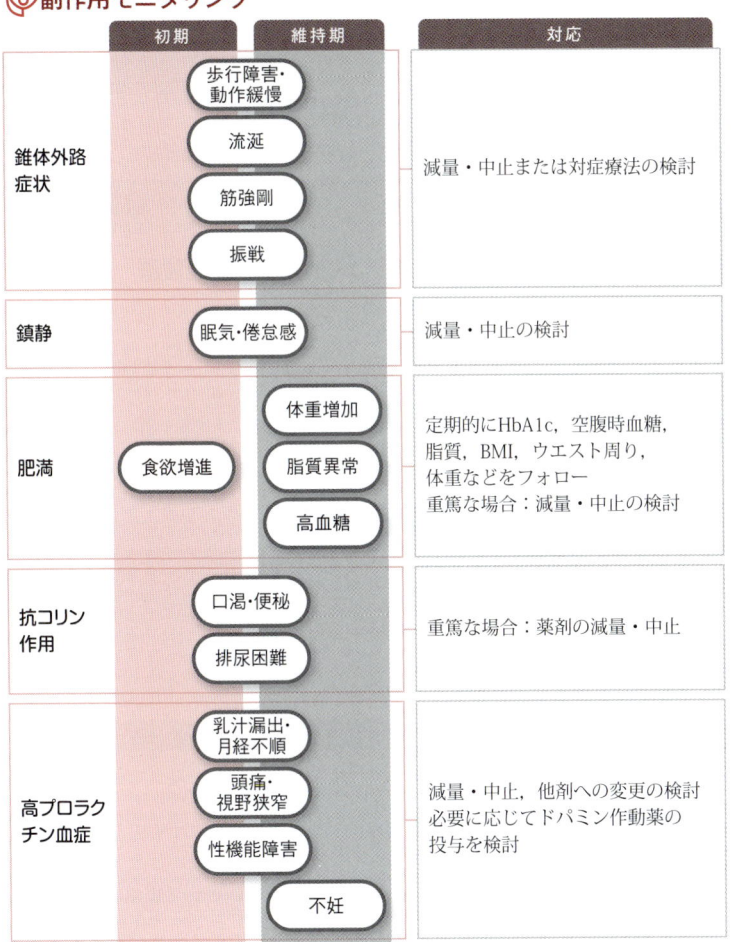

	初期	維持期	対応
錐体外路症状		歩行障害・動作緩慢 / 流涎 / 筋強剛 / 振戦	減量・中止または対症療法の検討
鎮静		眠気・倦怠感	減量・中止の検討
肥満	食欲増進	体重増加 / 脂質異常 / 高血糖	定期的にHbA1c,空腹時血糖,脂質,BMI,ウエスト周り,体重などをフォロー 重篤な場合:減量・中止の検討
抗コリン作用		口渇・便秘 / 排尿困難	重篤な場合:薬剤の減量・中止
高プロラクチン血症		乳汁漏出・月経不順 / 頭痛・視野狭窄 / 性機能障害 / 不妊	減量・中止,他剤への変更の検討 必要に応じてドパミン作動薬の投与を検討

薬物動態

剤形	$t_{1/2}$	T_{max}	代謝・排泄	代謝酵素(CYP)
錠(クロルプロマジン)	30.5 hr(単回)	2〜3 hr(単回)	肝	基質 2D6
錠(プロメタジン)	12.7 ± 2.4 hr(単回)	2.7 ± 0.6 hr(単回)	肝・腎	基質 2D6
錠(フェノバルビタール)	5.1 day(単回)	2.3 ± 1.5 hr(単回)	肝・腎	該当資料なし

ピーゼットシー® 糖衣錠 2, 4, 8 mg / 散 1 % / 筋注 2 mg

一般名 ペルフェナジンマレイン酸塩　　**製造販売** 田辺三菱

第一世代．メニエール症候群(めまいなど)の適応がある．使用頻度低下．

Check Point!

共通 p.53 参照

☑ 錐体外路症状，高プロラクチン血症，悪性症候群

手の振え，性機能障害，発熱・意識障害など
(薬理) ドパミン D_2 受容体遮断作用

☑ 肥満，食欲増進 ▶ 体重，BMI，脂質

(薬理) ヒスタミン H_1 受容体遮断作用，5-HT_{2C} 受容体遮断作用

☑ 相互作用 ▶ CYP2D6※

※ CYP2D6 阻害作用を有する薬物との併用に注意

☑ 高温環境で高体温となるリスクあり ▶ 熱中症に注意

①セロトニン受容体遮断作用による
②視床下部の体温調節中枢抑制作用による

用法・用量

効能効果	用量
錠，散	
統合失調症	6〜48 mg/日を分割
術前・術後の悪心・嘔吐，メニエール症候群（めまい，耳鳴)	6〜24 mg/日を分割
筋注	
統合失調症	1回2〜5 mg を筋注

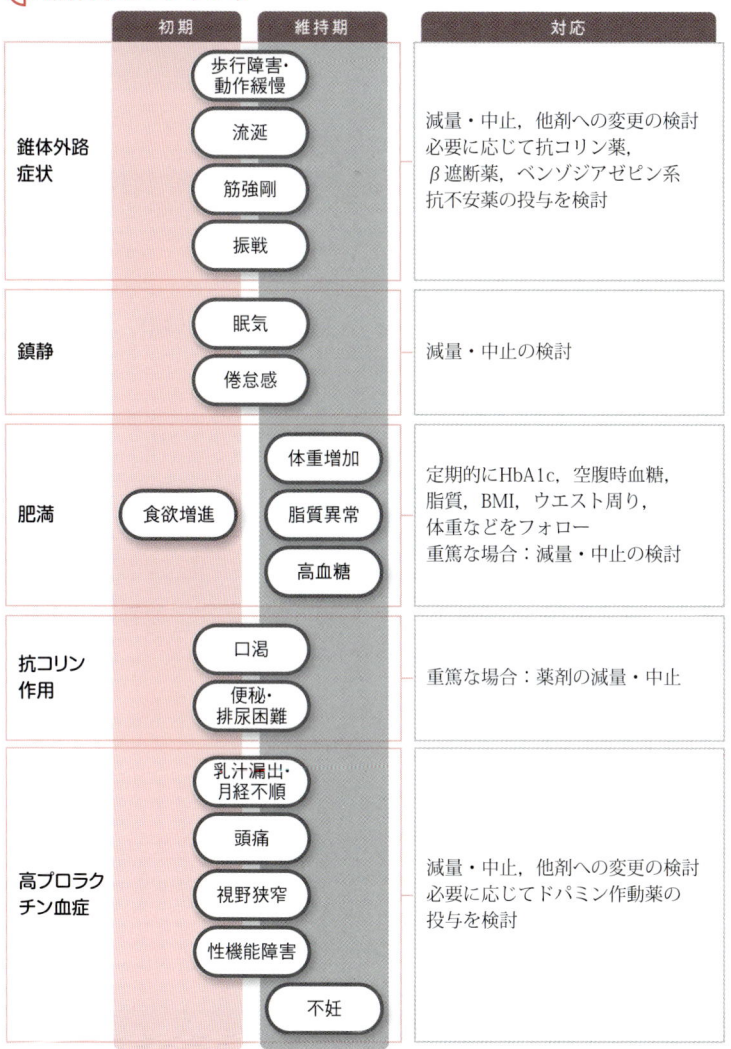

副作用モニタリング

	初期	維持期	対応
錐体外路症状		歩行障害・動作緩慢 / 流涎 / 筋強剛 / 振戦	減量・中止，他剤への変更の検討　必要に応じて抗コリン薬，β遮断薬，ベンゾジアゼピン系抗不安薬の投与を検討
鎮静		眠気 / 倦怠感	減量・中止の検討
肥満	食欲増進	体重増加 / 脂質異常 / 高血糖	定期的にHbA1c，空腹時血糖，脂質，BMI，ウエスト周り，体重などをフォロー　重篤な場合：減量・中止の検討
抗コリン作用		口渇 / 便秘・排尿困難	重篤な場合：薬剤の減量・中止
高プロラクチン血症		乳汁漏出・月経不順 / 頭痛 / 視野狭窄 / 性機能障害 / 不妊	減量・中止，他剤への変更の検討　必要に応じてドパミン作動薬の投与を検討

薬物動態

剤形	$t_{1/2}$	T_{max}	代謝・排泄	代謝酵素（CYP）
錠，散，筋注	該当資料なし		肝	基質 2D6

ヒルナミン® 錠 5, 25, 50 mg / 細粒 10 % / 散 50 % / 筋注 25 mg
レボトミン® 錠 5, 25, 50 mg / 顆粒 10 % / 散 10, 50 % / 筋注 25 mg

一般名 レボメプロマジンマレイン酸塩
製造販売 ヒルナミン®：塩野義 / レボトミン®：田辺三菱

第一世代．未だに（注射剤も含め）使用される機会もあるが，睡眠作用を期待して就寝前に低用量での処方も多い．

共通 p.53 参照

Check Point!

☑ 錐体外路症状，高プロラクチン血症，悪性症候群
手の振え，性機能障害，発熱・意識障害など
(薬理) ドパミン D_2 受容体遮断作用

☑ 肥満，食欲増進 ▶ 体重，BMI，脂質
(薬理) ヒスタミン H_1 受容体遮断作用，5-HT_{2C} 受容体遮断作用

☑ 起立性低血圧，鎮静 ▶ 立ちくらみ，めまい，眠気，倦怠感
(薬理) アドレナリン α_1 受容体遮断作用，ヒスタミン H_1 受容体遮断作用

☑ 抗コリン作用（中枢性）▶ せん妄，認知障害，精神運動興奮，幻覚

☑ 抗コリン作用（末梢性）▶ 口渇，便秘，排尿困難

☑ 相互作用 ▶ CYP2D6
(併用注意) CYP2D6 阻害作用を有する薬物

☑ 高温環境で高体温となるリスクあり ▶ 熱中症に注意
①セロトニン受容体遮断作用による
②視床下部の体温調節中枢抑制作用

用法・用量

効能効果	用量	
統合失調症，躁病，うつ病における不安・緊張	錠，細粒，顆粒，散	
	25～200 mg/日を分割	
	筋注	
	1回 25 mg を筋注	

🎯 副作用モニタリング

	初期	維持期	対応
錐体外路症状		歩行障害・動作緩慢 / 流涎 / 筋強剛 / 振戦	減量・中止または対症療法の検討
鎮静		眠気・倦怠感	減量・中止の検討
肥満	食欲増進	体重増加 / 脂質異常 / 高血糖	定期的にHbA1c，空腹時血糖，脂質，BMI，ウエスト周り，体重などをフォロー 重篤な場合：減量・中止の検討
抗コリン作用		口渇・便秘 / 排尿困難	重篤な場合：薬剤の減量・中止
高プロラクチン血症		乳汁漏出・月経不順 / 頭痛・視野狭窄 / 性機能障害 / 不妊	減量・中止，他剤への変更の検討 必要に応じてドパミン作動薬の投与を検討

⏱ 薬物動態

剤形	$t_{1/2}$	T_{max}	代謝・排泄	代謝酵素（CYP）
錠, 細粒, 顆粒, 散	15～30 hr（単回）	1～4 hr（単回）	肝	基質2D6
筋注	該当資料なし	0.9 ± 0.5 hr（単回）		

フルメジン® 糖衣錠 0.25, 0.5, 1 mg / 散 0.2 %

一般名 フルフェナジンマレイン酸塩　　　**製造販売** 田辺三菱

第一世代．内服薬の使用頻度低下．側鎖にデカン酸を導入した持続製剤もある．

Check Point!

共通 p.53 参照

☑ 錐体外路症状，高プロラクチン血症，悪性症候群

手の振え，性機能障害，発熱・意識障害など
(薬理) ドパミン D_2 受容体遮断作用

☑ 抗コリン作用（中枢性）▶ せん妄，認知障害，精神運動興奮，幻覚

☑ 抗コリン作用（末梢性）▶ 口渇，便秘，排尿困難

☑ 高温環境で高体温となるリスクあり ▶ 熱中症に注意

①セロトニン受容体遮断作用による
②視床下部の体温調節中枢抑制作用による

用法・用量

効能効果	用量
錠，散	
統合失調症	1〜10 mg/日を分割

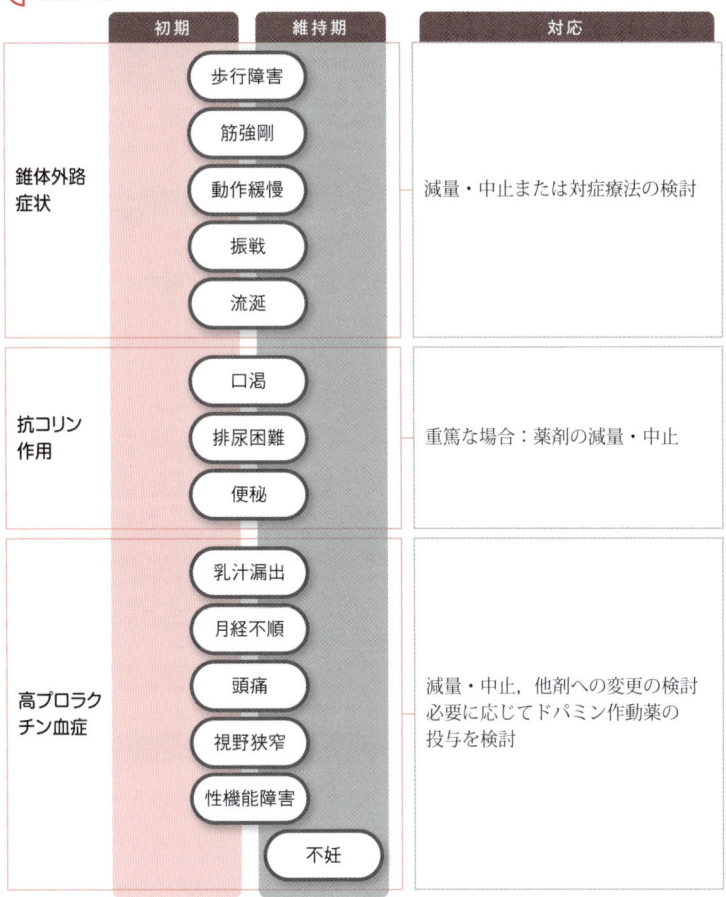

📊 副作用モニタリング

	初期	維持期	対応
錐体外路症状	歩行障害 筋強剛 動作緩慢 振戦 流涎		減量・中止または対症療法の検討
抗コリン作用	口渇 排尿困難 便秘		重篤な場合：薬剤の減量・中止
高プロラクチン血症	乳汁漏出 月経不順 頭痛 視野狭窄 性機能障害	不妊	減量・中止，他剤への変更の検討 必要に応じてドパミン作動薬の投与を検討

⏱ 薬物動態

剤形	$t_{1/2}$	T_{max}	代謝・排泄	代謝酵素（CYP）
錠，散	14.7 hr	0.5 hr	肝	該当資料なし

ニューレプチル® 錠 5, 10, 25 mg / 細粒 10 % / 内服液 1 %

| 一般名 | プロペリシアジン | 製造販売 | 高田 |

第一世代．副作用発現リスクが比較的低く，小児や高齢者に使用されることが多かった．使用頻度低下．

共通 p.53 参照

Check Point!

☑ 錐体外路症状，高プロラクチン血症，悪性症候群

手の振え，性機能障害，発熱・意識障害など
(薬理) ドパミン D_2 受容体遮断作用

☑ 起立性低血圧，鎮静 ▶ 立ちくらみ，めまい

(薬理) アドレナリン α_1 受容体遮断作用による

☑ 高温環境で高体温となるリスクあり ▶ 熱中症に注意

①セロトニン受容体遮断作用による
②視床下部の体温調節中枢抑制作用による

☑ 内服液 ▶ 希釈して服用※

※誤用防止のため，原液のままは避け，必ず希釈して服用

用法・用量

効能効果	用　量
錠，細粒，内服液	
統合失調症	10〜60 mg/日を分割

副作用モニタリング

	初期	維持期	対応
錐体外路症状		歩行障害 筋強剛 動作緩慢 振戦 流涎	減量・中止または対症療法の検討
起立性低血圧		立ちくらみ 低血圧 めまい	減量・中止の検討
高プロラクチン血症		乳汁漏出 月経不順 頭痛 視野狭窄 性機能障害 不妊	減量・中止，他剤への変更の検討 必要に応じてドパミン作動薬の投与を検討

薬物動態

剤形	$t_{1/2}$	T_{max}	代謝・排泄	代謝酵素（CYP）
錠，細粒，内服液	該当資料なし		肝	該当資料なし

スピロピタン® 錠 0.25, 1 mg

| 一般名 | スピペロン | 製造販売 | サンノーバ |

第一世代．マイルドな作用を特徴とするが，使用頻度低下．

Check Point!

共通 p.53 参照

☑ 錐体外路症状，高プロラクチン血症，悪性症候群

手の振え，性機能障害，発熱・意識障害など
(薬理) ドパミン D_2 受容体遮断作用

用法・用量

効能効果	初期	維持期
錠		
統合失調症	0.5〜1.5 mg/日	1.5〜4.5 mg/日

🌀 副作用モニタリング

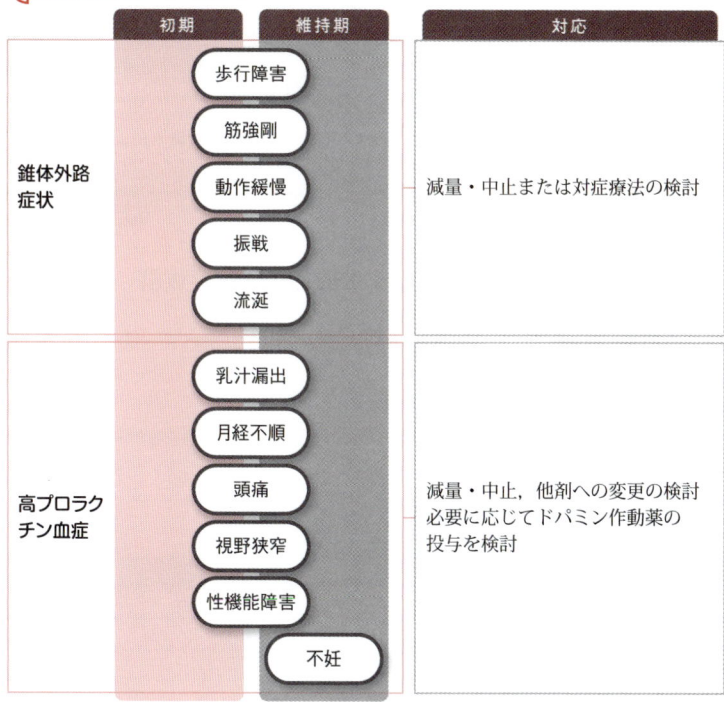

	初期	維持期	対応
錐体外路症状	歩行障害 筋強剛 動作緩慢 振戦 流涎		減量・中止または対症療法の検討
高プロラクチン血症	乳汁漏出 月経不順 頭痛 視野狭窄 性機能障害	不妊	減量・中止，他剤への変更の検討 必要に応じてドパミン作動薬の投与を検討

🕐 薬物動態

剤形	$t_{1/2}$	T_{max}	代謝・排泄	代謝酵素（CYP）
錠	該当資料なし			

ホーリット® 錠 20, 40 mg / 散 10 %

一般名 オキシペルチン　　**製造販売** 第一三共

第一世代．D_2 受容体遮断作用と共にノルアドレナリンの含有量低下によるドパミン枯渇作用というユニークな作用機序ももつ．使用頻度低下．

Check Point!

共通 p.53 参照

☑ 錐体外路症状，高プロラクチン血症，悪性症候群

手の振え，性機能障害，発熱・意識障害など
(薬理) ドパミン D_2 受容体遮断作用

☑ 相互作用 ▶ モノアミン酸化酵素阻害薬※

※中枢神経系の興奮および心悸亢進，血圧上昇などの副作用が発現するおそれがある

用法・用量

効能効果	初期	維持量	最大量
錠, 散			
統合失調症	40〜60 mg/日を2〜3回	80〜240 mg/日を2〜3回	300 mg/日

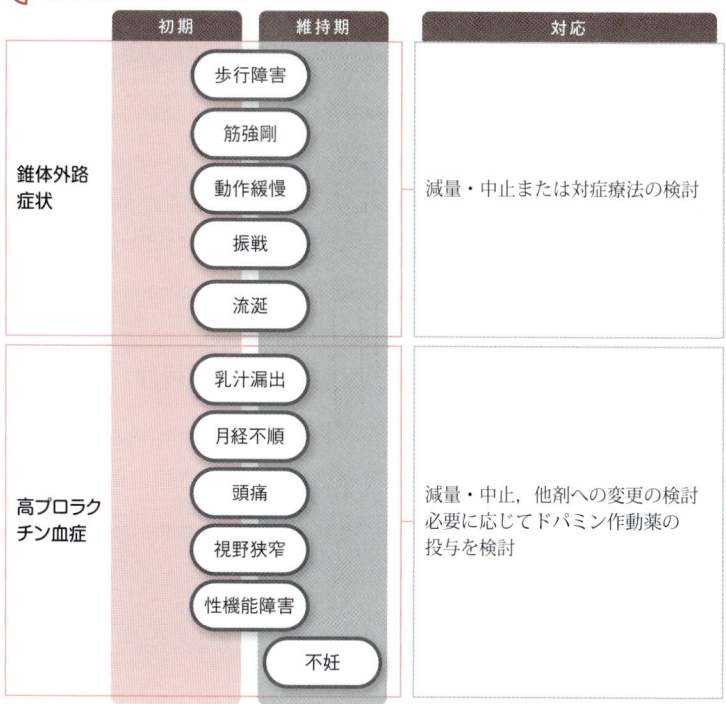

🎯 副作用モニタリング

	初期	維持期	対応
錐体外路症状	歩行障害 筋強剛 動作緩慢 振戦 流涎		減量・中止または対症療法の検討
高プロラクチン血症	乳汁漏出 月経不順 頭痛 視野狭窄 性機能障害	不妊	減量・中止，他剤への変更の検討 必要に応じてドパミン作動薬の投与を検討

🕐 薬物動態

剤形	$t_{1/2}$	Tmax	代謝・排泄	代謝酵素（CYP）
錠，散	該当資料なし	3〜5 hr	該当資料なし	

ドグマチール®	錠 50, 100, 200 mg / カプセル 50 mg 細粒 10, 50 % / 筋注 50, 100 mg
ミラドール®	錠 50, 100, 200 mg / カプセル 50 mg / 細粒 10, 50 %
アビリット®	錠 50, 100, 200 mg / カプセル 50 mg / 細粒 10, 50 %

一般名 スルピリド　　**製造販売** ドグマチール®：アステラス / ミラドール®：バイエル薬品
アビリット®：大日本住友

その他．低用量〜高用量で，消化器障害，うつ病，統合失調症の治療に用いられる．
高プロラクチン血症を引き起こしやすい．

共通 p.53 参照

Check Point!

☑ 錐体外路症状，高プロラクチン血症，悪性症候群

手の振え，性機能障害，発熱・意識障害など
（薬理）ドパミン D_2 受容体遮断作用

☑ 腎機能障害※

※主に腎臓で排泄されるので，腎機能低下患者には用量調節が必要

用法・用量

効能効果	初期	維持量	最大量
錠，カプセル，細粒			
統合失調症	300〜600 mg/日を分割		1,200 mg/日
うつ病・うつ状態	150〜300 mg/日を分割		600 mg/日
胃・十二指腸潰瘍	150 mg/日を 3 回		
筋注			
統合失調症	1 回 100〜200 mg		600 mg/日
胃・十二指腸潰瘍	1 回 50 mg を 1 日 2 回		

📝 副作用モニタリング

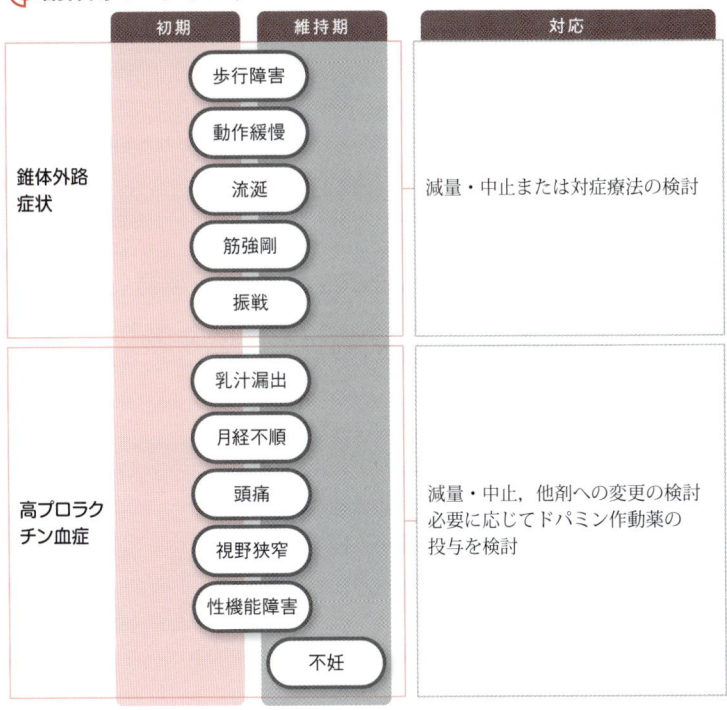

	初期	維持期	対応
錐体外路症状		歩行障害 動作緩慢 流涎 筋強剛 振戦	減量・中止または対症療法の検討
高プロラクチン血症		乳汁漏出 月経不順 頭痛 視野狭窄 性機能障害 不妊	減量・中止，他剤への変更の検討 必要に応じてドパミン作動薬の投与を検討

📝 薬物動態

剤形	$t_{1/2}$	T_{max}	代謝・排泄	代謝酵素（CYP）
錠，カプセル，細粒	6.1 hr（単回）	2.42 ± 0.29 hr（単回）	腎	—
筋注	6.7 hr（単回）	—		

未変化体尿中排泄率は 90.0 ± 9.68 %

クロフェクトン® 錠 10, 25, 50 mg / 顆粒 10 %

一般名 クロカプラミン塩酸塩　　**製造販売** 田辺三菱

第一世代．精神賦活作用が比較的強いとされ，その目的で汎用された時期もあった．使用頻度低下．

Check Point!

共通 p.53 参照

☑ **錐体外路症状，高プロラクチン血症，悪性症候群**

　手の振え，性機能障害，発熱・意識障害など
　(薬理) ドパミン D_2 受容体遮断作用

用法・用量

効能効果	用量
錠，顆粒	
統合失調症	30～150 mg/日を 3 回

副作用モニタリング

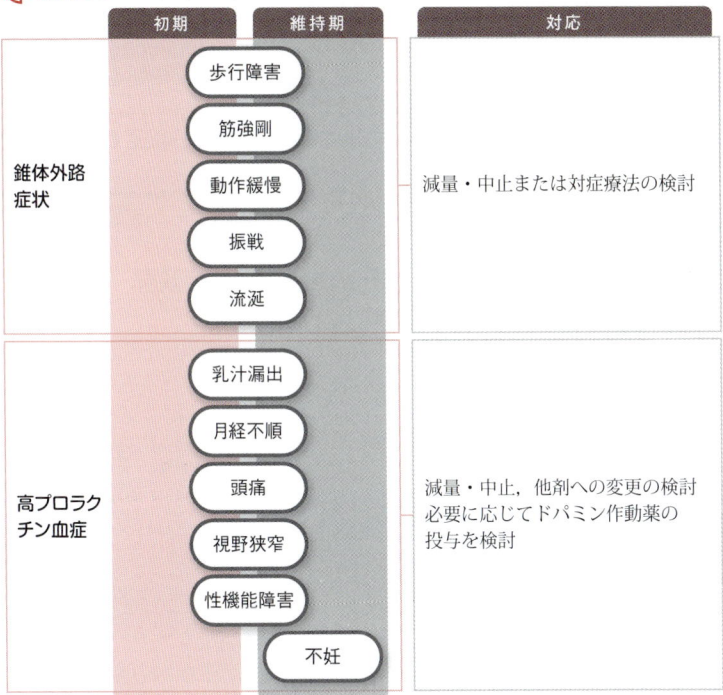

	初期	維持期	対応
錐体外路症状	歩行障害 / 筋強剛 / 動作緩慢 / 振戦 / 流涎		減量・中止または対症療法の検討
高プロラクチン血症	乳汁漏出 / 月経不順 / 頭痛 / 視野狭窄 / 性機能障害	不妊	減量・中止,他剤への変更の検討 必要に応じてドパミン作動薬の投与を検討

薬物動態

剤形	$t_{1/2}$	T_{max}	代謝・排泄	代謝酵素（CYP）
錠,顆粒	46±6 hr（単回）	2.7±1.2 hr（単回）	肝	該当資料なし

オーラップ® 錠1,3mg/細粒1%

一般名 ピモジド　　**製造販売** アステラス

第一世代．自閉性障害，精神遅滞の症状改善のために汎用された時期もあった．使用頻度低下．

Check Point!

共通 p.53 参照

☑ 錐体外路症状，高プロラクチン血症，悪性症候群

手の振え，性機能障害，発熱・意識障害など
(薬理) ドパミン D_2 受容体遮断作用

☑ 相互作用 ▶ CYP3A4※

※CYP3A4 阻害作用を有する薬物との併用に注意
(併用禁忌) ※アゾール系抗真菌薬，HIV プロテアーゼ阻害薬，テラプレビル，クラリスロマイシン，エリスロマイシン，キヌプリスチン，ダルホプリスチン，アプレピタント，ホスアプレピタント

☑ 併用禁忌 ▶ SSRI，スルトプリド

(禁忌) パロキセチン，フルボキサミン，セルトラリン，エスシタロプラム，スルトプリド
※QT 延長，心室性不整脈などの重篤な副作用を起こすおそれがあるため

用法・用量

効能効果	初期	維持量	最大量
錠, 細粒			
統合失調症	1〜3 mg/日を 1〜3 回	4〜6 mg/日を 1〜3 回	9 mg/日
小児の自閉性障害, 精神遅滞に伴う症状	1〜3 mg/日を 1〜2 回		6 mg/日

👁 副作用モニタリング

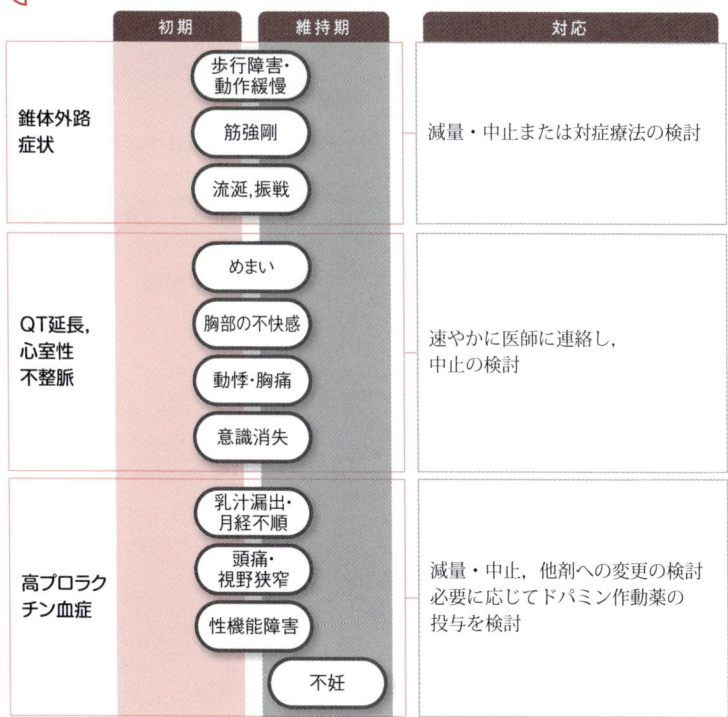

	初期	維持期	対応
錐体外路症状		歩行障害・動作緩慢 筋強剛 流涎, 振戦	減量・中止または対症療法の検討
QT延長,心室性不整脈		めまい 胸部の不快感 動悸・胸痛 意識消失	速やかに医師に連絡し,中止の検討
高プロラクチン血症		乳汁漏出・月経不順 頭痛・視野狭窄 性機能障害 不妊	減量・中止, 他剤への変更の検討 必要に応じてドパミン作動薬の投与を検討

⏱ 薬物動態

剤形	$t_{1/2}$	T_{max}	代謝・排泄	代謝酵素（CYP）
錠,細粒	22.7 hr	2.1 hr	肝	基質 3A4, 2D6, 1A2

ロドピン® 錠 25, 50, 100 mg / 細粒 10, 50 %

一般名 ゾテピン　　　　**製造販売** アステラス

第一世代．第二世代薬の SDA と類似の薬理学的な性質をもつ．強い鎮静作用が特徴．てんかん発作を誘発しやすいことに注意．

Check Point!

共通 p.53 参照

☑ 錐体外路症状，高プロラクチン血症，悪性症候群
　手の振え，性機能障害，発熱・意識障害など
　(薬理) ドパミン D_2 受容体遮断作用

☑ 起立性低血圧，鎮静 ▶ 立ちくらみ，めまい，眠気，倦怠感
　(薬理) アドレナリン $α_1$ 受容体遮断作用，ヒスタミン H_1 受容体遮断作用

☑ けいれん閾値の低下 ▶ てんかん発作

☑ 抗コリン作用（中枢性）▶ せん妄，認知障害，精神運動興奮，幻覚

☑ 抗コリン作用（末梢性）▶ 口渇，便秘，排尿困難

☑ 高温環境で高体温となるリスクあり ▶ 熱中症に注意
　①セロトニン受容体遮断作用による
　②視床下部の体温調節中枢抑制作用による

用法・用量

効能効果	初期	維持量	最大量
錠，細粒			
統合失調症	75〜150 mg/日を分割		450 mg/日を分割

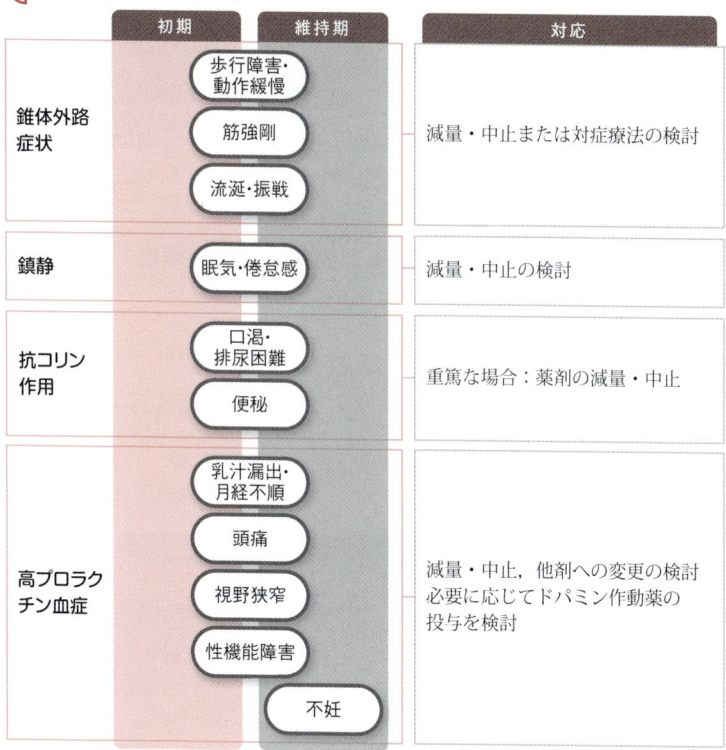

副作用モニタリング

	初期	維持期	対応
錐体外路症状		歩行障害・動作緩慢／筋強剛／流涎・振戦	減量・中止または対症療法の検討
鎮静		眠気・倦怠感	減量・中止の検討
抗コリン作用		口渇・排尿困難／便秘	重篤な場合：薬剤の減量・中止
高プロラクチン血症		乳汁漏出・月経不順／頭痛／視野狭窄／性機能障害／不妊	減量・中止，他剤への変更の検討 必要に応じてドパミン作動薬の投与を検討

薬物動態

剤形	$t_{1/2}$	T_{max}	代謝・排泄	代謝酵素（CYP）
錠，細粒	14.1 ± 4.8 hr（単回）	2.1 ± 1.3 hr（単回）	肝	基質 3A4

バルネチール® 錠 50, 100, 200 mg / 細粒 50 %

|一般名| スルトプリド塩酸塩 |製造販売| 大日本住友

第一世代．強い鎮静作用と共に強い錐体外路症状発現リスクも高い．使用頻度は低下．

共通 p.53 参照

Check Point!

☑ 錐体外路症状，高プロラクチン血症，悪性症候群

手の振え，性機能障害，発熱・意識障害など
(薬理) ドパミン D_2 受容体遮断作用

☑ 相互作用 ▶ イミプラミン，ピモジド

(併用禁忌) ※ QT 延長，心室性不整脈などの重篤な副作用を起こすおそれがあるため

用法・用量

効能効果	初期	維持量	最大量
錠，細粒			
躁病，統合失調症の興奮及び幻覚・妄想状態	300～600 mg/日を分割		1,800 mg/日

副作用モニタリング

	初期	維持期	対応
錐体外路症状		歩行障害 / 動作緩慢 / 流涎 / 筋強剛 / 振戦	減量・中止または対症療法の検討
QT延長,心室性不整脈		めまい / 動悸 / 胸痛 / 胸部の不快感 / 意識消失	速やかに医師に連絡し,中止の検討
高プロラクチン血症		乳汁漏出 / 月経不順 / 頭痛 / 視野狭窄 / 性機能障害 / 不妊	減量・中止または薬物治療（ブロモクリプチン）の検討

薬物動態

剤形	t₁/₂	Tmax	代謝・排泄	代謝酵素（CYP）
錠	約3 hr（単回）	1.0 ± 0.4 hr（単回）	腎	—
細粒	約3 hr（単回）	1.1 ± 0.4 hr（単回）		

クレミン® 錠 10, 25, 50 mg / 顆粒 10 %

一般名 モサプラミン塩酸塩　　**製造販売** 田辺三菱

第一世代．精神賦活作用が比較的強いとされ，その目的で汎用された時期もあった．使用頻度低下．

共通 p.53 参照

Check Point!

☑ 錐体外路症状，高プロラクチン血症，悪性症候群

手の振え，性機能障害，発熱・意識障害など
(薬理) ドパミン D_2 受容体遮断作用

用法・用量

効能効果	初期	維持量	最大量
錠，顆粒			
統合失調症	30～150 mg/日を3回		300 mg/日

🌀 副作用モニタリング

	初期	維持期	対応
錐体外路症状		歩行障害 筋強剛 動作緩慢 振戦 流涎	減量・中止または対症療法の検討
高プロラクチン血症		乳汁漏出 月経不順 頭痛 視野狭窄 性機能障害 不妊（維持期のみ）	減量・中止，他剤への変更の検討 必要に応じてドパミン作動薬の投与を検討

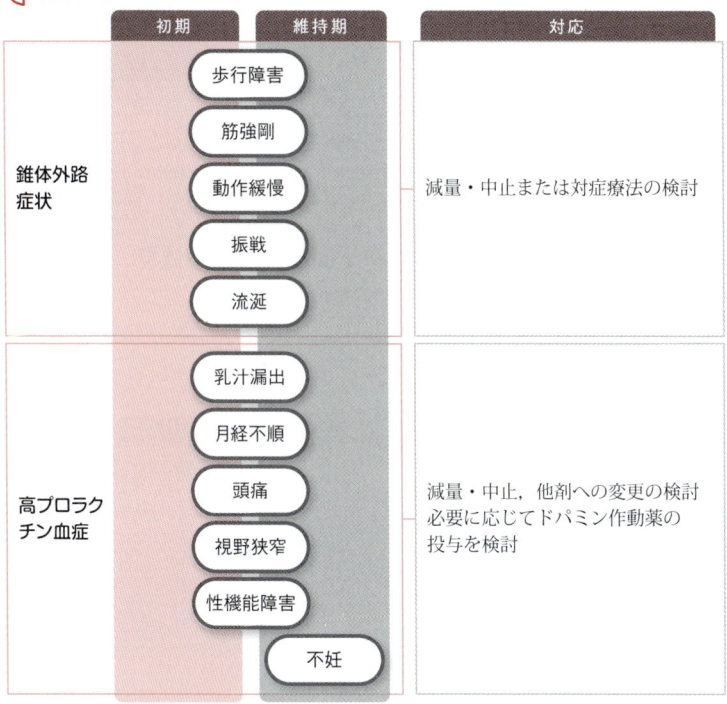

🕐 薬物動態

剤形	$t_{1/2}$	T_{max}	代謝・排泄	代謝酵素（CYP）
錠，顆粒	15 ± 2 hr	6.0 ± 1.4 hr	該当資料なし	

エミレース® 錠3, 10 mg

一般名 ネモナプリド　　**製造販売** アステラス

第一世代．過鎮静リスクは比較的低い．使用頻度低下．

共通 p.53 参照

Check Point!

☑ 錐体外路症状，高プロラクチン血症，悪性症候群

手の振え，性機能障害，発熱・意識障害など
(薬理) ドパミン D_2 受容体遮断作用

用法・用量

効能効果	初期	維持量	最大量
錠			
統合失調症	9～36 mg/日を分割		60 mg/日

副作用モニタリング

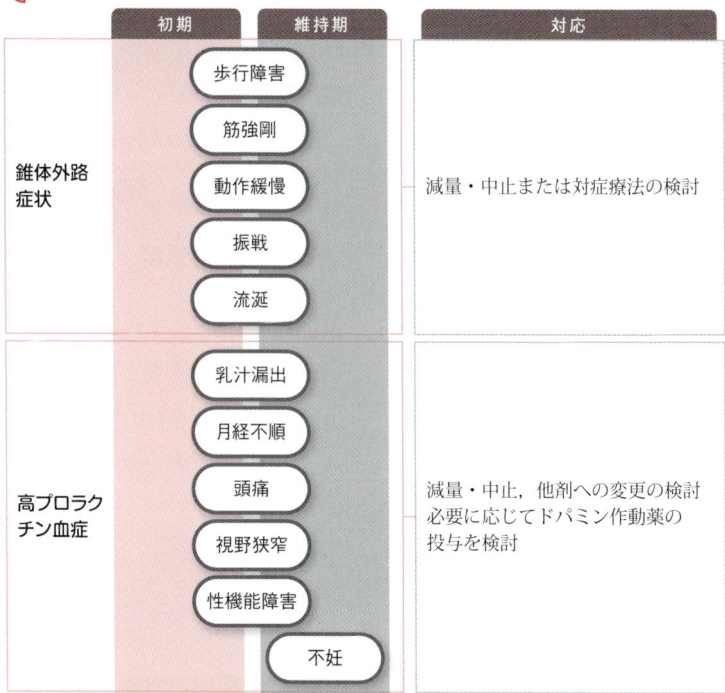

	初期	維持期	対応
錐体外路症状		歩行障害 筋強剛 動作緩慢 振戦 流涎	減量・中止または対症療法の検討
高プロラクチン血症		乳汁漏出 月経不順 頭痛 視野狭窄 性機能障害 不妊	減量・中止，他剤への変更の検討 必要に応じてドパミン作動薬の投与を検討

薬物動態

剤形	$t_{1/2}$	T_{max}	代謝・排泄	代謝酵素（CYP）
錠	4.54 ± 1.73 hr（単回）	2.33 ± 0.21 hr（単回）	肝	基質 3A4

リスパダール® 錠1, 2, 3 mg／OD錠0.5, 1, 2 mg／細粒1％
内用液1 mg/mL／コンスタ筋注用25, 37.5, 50 mg

一般名 リスペリドン　　**製造販売** ヤンセンファーマ

第二世代．第二世代で最も長い使用実績がある．高プロラクチン血症リスクが比較的高い．

共通 p.53 参照

Check Point!

☑ 錐体外路症状，高プロラクチン血症，悪性症候群

手の振え，性機能障害，発熱・意識障害など
(薬理) ドパミン D_2 受容体遮断作用

☑ 起立性低血圧，鎮静 ▶ 立ちくらみ，めまい，眠気，倦怠感

(薬理) アドレナリン $α_1$ 受容体遮断作用，ヒスタミン H_1 受容体遮断作用

☑ 腎機能障害※

※半減期の延長および AUC が増大する可能性がある

☑ 相互作用 ▶ CYP2D6

※ CYP2D6 阻害作用を有する薬物との併用に注意

用法・用量

効能効果	初期	維持量	最大量
統合失調症	錠，OD錠，細粒，内用液		
	2 mg/日を2回	2〜6 mg/日を2回	12 mg/日
	筋注用		
	1回 25 mg (2週間隔)	1回 25〜50 mg (2週間隔)	1回 50 mg (2週間隔)

＊米国添付文書では，肝機能障害および腎機能障害患者では 0.5 mg 1日2回開始

副作用モニタリング

	初期	維持期	対応
起立性低血圧		立ちくらみ・めまい / 低血圧	減量・中止の検討
錐体外路症状		歩行障害・動作緩慢 / 流涎 / 筋強剛 / 振戦	減量・中止または対症療法の検討
鎮静		眠気・倦怠感	減量・中止の検討
高プロラクチン血症		乳汁漏出・月経不順 / 頭痛 / 視野狭窄 / 不妊	減量・中止または薬物治療（ブロモクリプチン）の検討
糖尿病性ケトアシドーシス,糖尿病性昏睡		口渇・多飲 / 多尿・頻尿	速やかに医師に連絡し,中止の検討

薬物動態

剤形	t₁/₂	Tmax	代謝・排泄	代謝酵素（CYP）
錠（未変化体）	4.7 ± 6.0 hr（反復）	1.1 ± 0.4 hr（反復）	肝	基質 2D6
錠（活性代謝物）	25.1 ± 5.1 hr（反復）	3.7 ± 2.2 hr（反復）	肝・腎	―
筋注（25 mg）活性成分（未変化体＋活性代謝物）	94.3 ± 26.0 hr（反復）	9.5 + 4.8 hr（反復）	肝	未変化体：基質 2D6

ルーラン® 錠 4, 8, 16 mg

| 一般名 | ペロスピロン塩酸塩 | 製造販売 | 大日本住友 |

第二世代．マイルドな効果を有し，高プロラクチン血症のリスクが比較的低い．

共通 p.53 参照

Check Point!

☑ 錐体外路症状，高プロラクチン血症，悪性症候群

手の振え，性機能障害，発熱・意識障害など
(薬理) ドパミン D_2 受容体遮断作用

☑ 食後服用※

※空腹時投与の吸収は，食後投与と比較して低下するため

☑ 相互作用 ▶ CYP3A4※

※ CYP3A4 阻害作用を有する薬物との併用に注意

用法・用量

効能効果	初期	維持量	最大量
錠			
統合失調症	12 mg/日を3回	12〜48 mg/日を3回	48 mg/日

🔍 副作用モニタリング

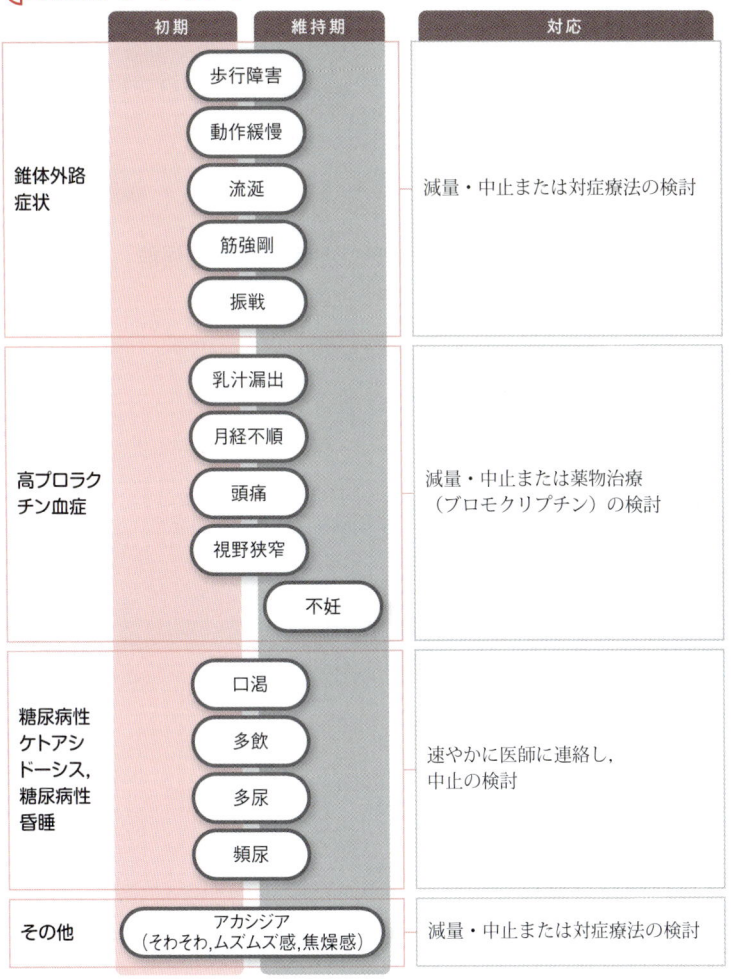

	初期	維持期	対応
錐体外路症状		歩行障害 動作緩慢 流涎 筋強剛 振戦	減量・中止または対症療法の検討
高プロラクチン血症		乳汁漏出 月経不順 頭痛 視野狭窄 不妊	減量・中止または薬物治療（ブロモクリプチン）の検討
糖尿病性ケトアシドーシス,糖尿病性昏睡		口渇 多飲 多尿 頻尿	速やかに医師に連絡し、中止の検討
その他	アカシジア（そわそわ,ムズムズ感,焦燥感）		減量・中止または対症療法の検討

⏱ 薬物動態

剤形	$t_{1/2}$	T_{max}	代謝・排泄	代謝酵素（CYP）
錠（未変化体）	2.3 ± 0.5 hr（単回）	1.4 ± 0.7 hr（単回）	肝	基質 3A4

ロナセン® 錠2, 4, 8 mg / 散2%

一般名 ブロナンセリン **製造販売** 大日本住友

第二世代．鎮静を起こしにくく，マイルドな効果を示す．

共通 p.53 参照

Check Point!

☑ 錐体外路症状，高プロラクチン血症，悪性症候群
手の振え，性機能障害，発熱・意識障害など
(薬理) ドパミン D_2 受容体遮断作用

☑ 食後服用※
※空腹時投与の吸収は，食後投与と比較して低下するため

☑ 相互作用 ▶ CYP3A4※
(併用禁忌) アゾール系抗真菌薬，HIV プロテアーゼ阻害薬
※ CYP3A4 阻害作用を有する薬物との併用に注意

用法・用量

効能効果	初期	維持量	最大量
錠，散			
統合失調症	8 mg/日を2回	8〜16 mg/日を2回	24 mg/日

🎯 副作用モニタリング

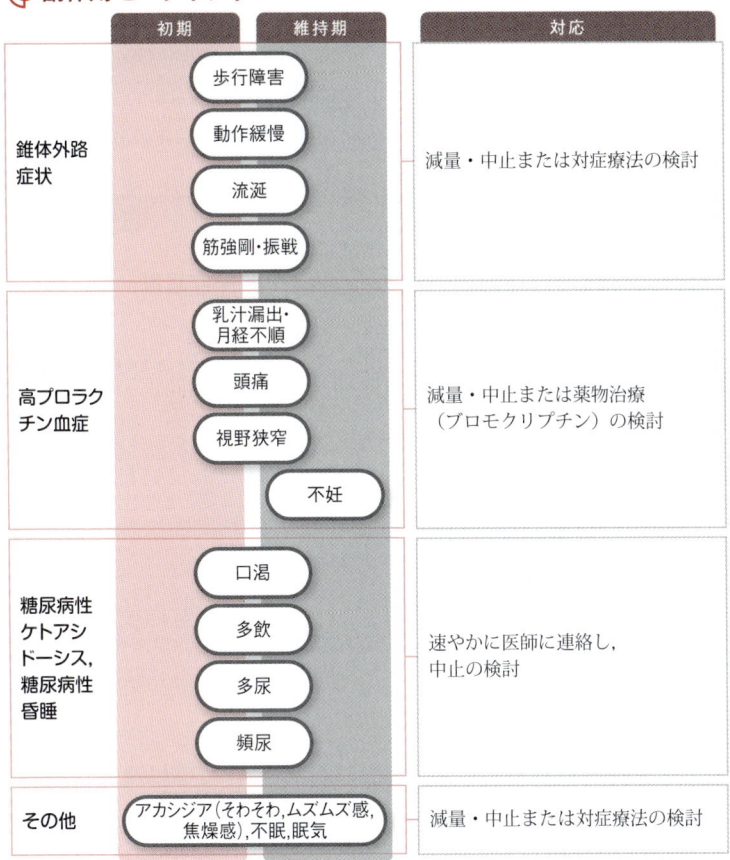

	初期	維持期	対応
錐体外路症状		歩行障害 / 動作緩慢 / 流涎 / 筋強剛・振戦	減量・中止または対症療法の検討
高プロラクチン血症		乳汁漏出・月経不順 / 頭痛 / 視野狭窄 / 不妊	減量・中止または薬物治療（ブロモクリプチン）の検討
糖尿病性ケトアシドーシス，糖尿病性昏睡		口渇 / 多飲 / 多尿 / 頻尿	速やかに医師に連絡し，中止の検討
その他	アカシジア（そわそわ,ムズムズ感,焦燥感),不眠,眠気		減量・中止または対症療法の検討

⏱ 薬物動態

剤形	$t_{1/2}$	T_{max}	代謝・排泄	速度過程	代謝酵素 (CYP)
錠（未変化体）	67.9 ± 27.6 hr（反復）	2 hr（反復）	肝	非線形*	基質 3A4
錠（主代謝物）	36.5 ± 10.5 hr（反復）	5 hr（反復）	—	—	—

* 4 mg 単回投与時の AUC_{last}（0.91 ng・hr/mL）に対し 12 mg 単回投与時 AUC_{last}（6.34 ng・hr/mL）は線形的な推定値の約 2.3 倍．また，食後投与の AUC_{0-12} は，空腹時投与と比較し 2.69 倍上昇

インヴェガ® 錠 3, 6, 9 mg
ゼプリオン® 水懸筋注シリンジ 25, 50, 75, 100, 150 mg

| 一般名 | パリペリドン | 製造販売 | ヤンセンファーマ |

第二世代．リスペリドンの活性代謝物．持続性製剤ゼプリオン®でブルーレター（平成26年4月）．

Check Point!

共通 p.53 参照

☑ 錐体外路症状，高プロラクチン血症，悪性症候群

手の振え，性機能障害，発熱・意識障害など
(薬理) ドパミン D_2 受容体遮断作用

☑ 起立性低血圧，鎮静 ▶ 立ちくらみ，めまい，眠気，倦怠感

(薬理) アドレナリン $α_1$ 受容体遮断作用，ヒスタミン H_1 受容体遮断作用

☑ 腎機能障害※

(禁忌) 中等度から重度の腎機能障害患者
※軽度腎機能障害患者においても減量が必要なので注意

☑ リスペリドンを含む経口薬※

※パリペリドンはリスペリドンの活性代謝物であるため，リスペリドンを含む経口薬との併用は避ける

用法・用量

効能効果	初期	維持量	最大量
統合失調症	**錠**		
	6 mg/日を1回朝食後	12 mg/日を超えない範囲で適宜増減（増量は5日間以上の間隔をあけて3 mg/日ずつ）	12 mg/日
	筋注用		
	初回 150 mg，1週間後に 100 mg	1回 75 mg もしくは症状に応じて 25〜150 mg（4週間隔）	1回 150 mg（4週間隔）

🌀 副作用モニタリング

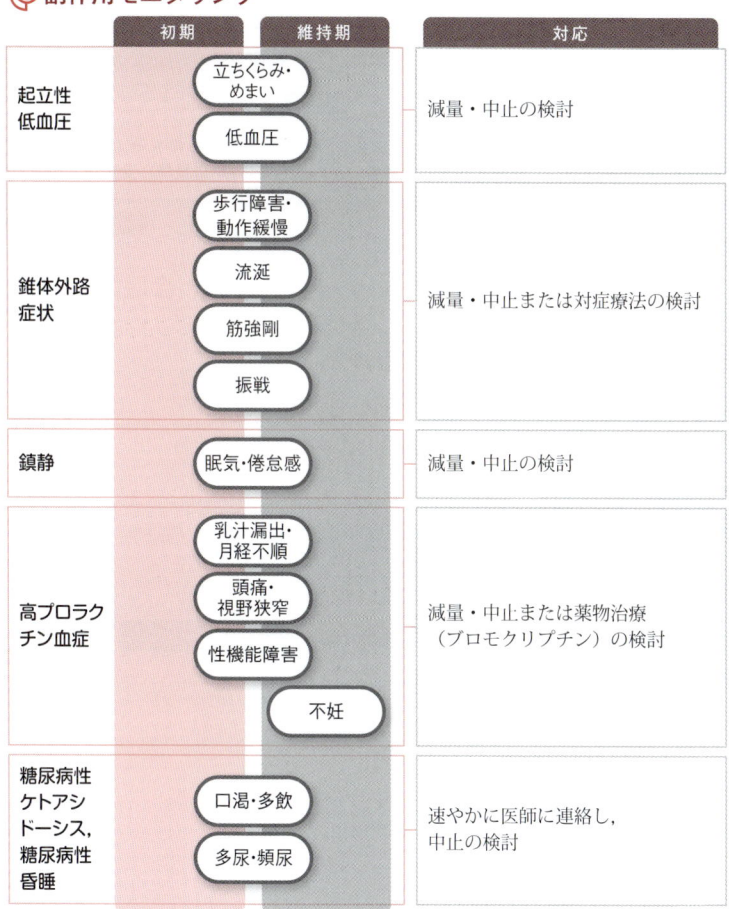

	初期	維持期	対応
起立性低血圧	立ちくらみ・めまい / 低血圧		減量・中止の検討
錐体外路症状	歩行障害・動作緩慢 / 流涎 / 筋強剛 / 振戦		減量・中止または対症療法の検討
鎮静	眠気・倦怠感		減量・中止の検討
高プロラクチン血症	乳汁漏出・月経不順 / 頭痛・視野狭窄 / 性機能障害	不妊	減量・中止または薬物治療（ブロモクリプチン）の検討
糖尿病性ケトアシドーシス，糖尿病性昏睡	口渇・多飲 / 多尿・頻尿		速やかに医師に連絡し，中止の検討

⏱ 薬物動態

剤形	$t_{1/2}$	T_{max}	代謝・排泄	代謝酵素（CYP）
錠（未変化体）	25.4 ± 3.5 hr（反復）	12 hr（反復）	3A4 および 2D6 でわずかに代謝されるが，肝の寄与率は低い	基質 3A4, 2D6
筋注（25 mg）臀部筋内	47.2 ± 46.8 hr（単回）	16.0 hr（単回）		

未変化体尿中排泄率 59％

セロクエル 錠 25, 100, 200 mg / 細粒 50 %

一般名 クエチアピンフマル酸塩　　**製造販売** アステラス

第二世代．D_2 に加えて $α_1$，H_1，M_1 受容体を介して抗精神病作用を示す．せん妄や不眠の改善を期待して使用されることも多いが，立ちくらみ・過鎮静に注意．

Check Point!

共通 p.53 参照

☑ **高血糖** ▶ 空腹時血糖，HbA1c，口渇，多飲，多尿，頻尿

- (警告) 糖尿病性ケトアシドーシス，糖尿病性昏睡
- (禁忌) 糖尿病の患者，糖尿病の既往歴のある患者

☑ **肥満，食欲増進** ▶ 体重，BMI，脂質

- (薬理) ヒスタミン H_1 受容体遮断作用，5-HT_{2C} 受容体遮断作用

☑ **鎮静** ▶ 眠気，倦怠感

- (薬理) アドレナリン $α_1$ 受容体遮断作用，ヒスタミン H_1 受容体遮断作用

用法・用量

効能効果	初期	維持量	最大量
錠，細粒			
統合失調症	1回 25 mg 1日 2〜3 回	150〜600 mg/日を 2〜3 回	750 mg/日

副作用モニタリング

	初期	維持期	対応
糖尿病性ケトアシドーシス, 糖尿病性昏睡		口渇 / 多飲 / 多尿 / 頻尿	速やかに医師に連絡し、中止の検討
肥満	食欲増進	体重増加 / 脂質異常 / 高血糖	定期的にHbA1c, 空腹時血糖, 脂質, BMI, ウエスト周り, 体重などをフォロー 重篤な場合：減量・中止の検討
鎮静		眠気 / 倦怠感	減量・中止の検討
抗コリン作用		口渇 / 便秘 / 排尿困難	対症療法 重篤な場合：薬剤の減量・中止

薬物動態

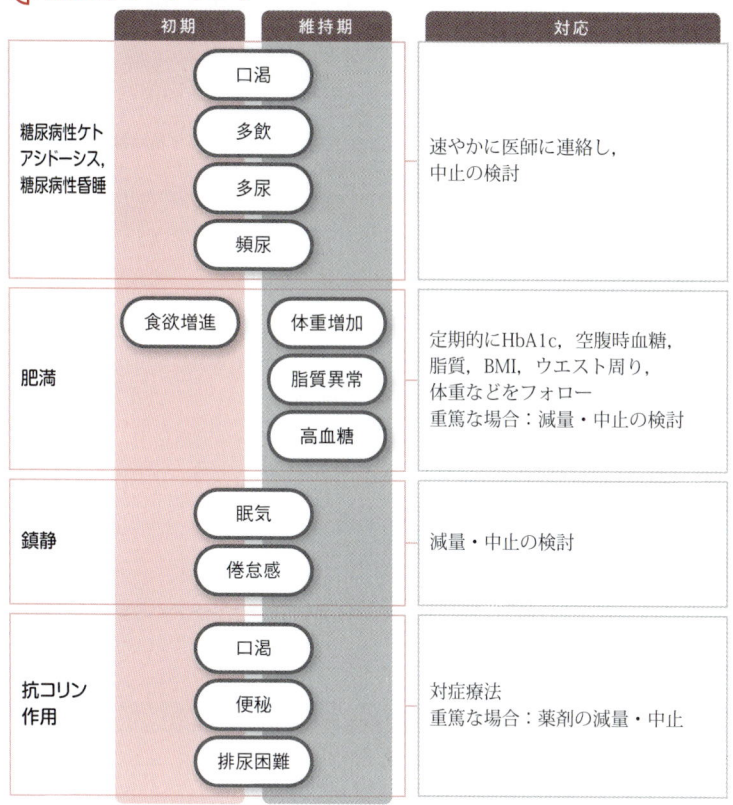

剤形	$t_{1/2}$	T_{max}	代謝・排泄	代謝酵素（CYP）
錠	3.5 ± 0.2 hr（反復）	2.6 ± 0.7 hr（反復）	肝	基質 3A4

ジプレキサ® 錠 2.5, 5, 10 mg / ザイディス錠 5, 10 mg
細粒 1% / 筋注用 10 mg

一般名 オランザピン　　**製造販売** 日本イーライリリー

第二世代.D_2 に加えて H_1, M_1, $α_1$ 受容体拮抗作用などを介して抗精神病作用を示す.体重増加,高血糖に注意.双極性障害に適応あり.

共通 p.53 参照

Check Point!

☑ 高血糖 ▶ 空腹時血糖,HbA1c,口渇,多飲,多尿,頻尿

- (警告) 糖尿病性ケトアシドーシス,糖尿病性昏睡
- (禁忌) 糖尿病の患者,糖尿病の既往歴のある患者

☑ 肥満,食欲増進 ▶ 体重,BMI,脂質

- (薬理) ヒスタミン H_1 受容体遮断作用,5-HT_{2C} 受容体遮断作用

☑ 鎮静 ▶ 眠気,倦怠感

- (薬理) アドレナリン $α_1$ 受容体遮断作用,ヒスタミン H_1 受容体遮断作用

☑ 相互作用 ▶ 喫煙※

※喫煙により CYP1A2 の誘導が起こり,血漿中濃度が低下する可能性がある

用法・用量

効能効果	初期	維持量	最大量
錠,ザイディス錠,細粒			
統合失調症	5〜10 mg/日を 1 回	10 mg/日を 1 回	20 mg/日
双極性障害における躁症状の改善	10 mg/日を 1 回	10〜20 mg/日を 1 回	20 mg/日
双極性障害におけるうつ症状の改善	5 mg/日を 1 回	10〜20 mg/日を 1 回	20 mg/日
筋注用			
統合失調症における精神運動興奮	10 mg/日を 1 回	10〜20 mg/日を 1 回 (経口薬での管理が可能であれば経口薬に切り替える)	20 mg/日

🎯 副作用モニタリング

	初期	維持期	対応
糖尿病性ケトアシドーシス,糖尿病性昏睡		口渇 / 多飲 / 多尿 / 頻尿	速やかに医師に連絡し,中止の検討
肥満	食欲増進	体重増加 / 脂質異常 / 高血糖	定期的にHbA1c,空腹時血糖,脂質,BMI,ウエスト周り,体重などをフォロー 重篤な場合:減量・中止の検討
鎮静		眠気 / 倦怠感	減量・中止の検討
抗コリン作用		口渇 / 便秘 / 排尿困難	対症療法 重篤な場合:薬剤の減量・中止

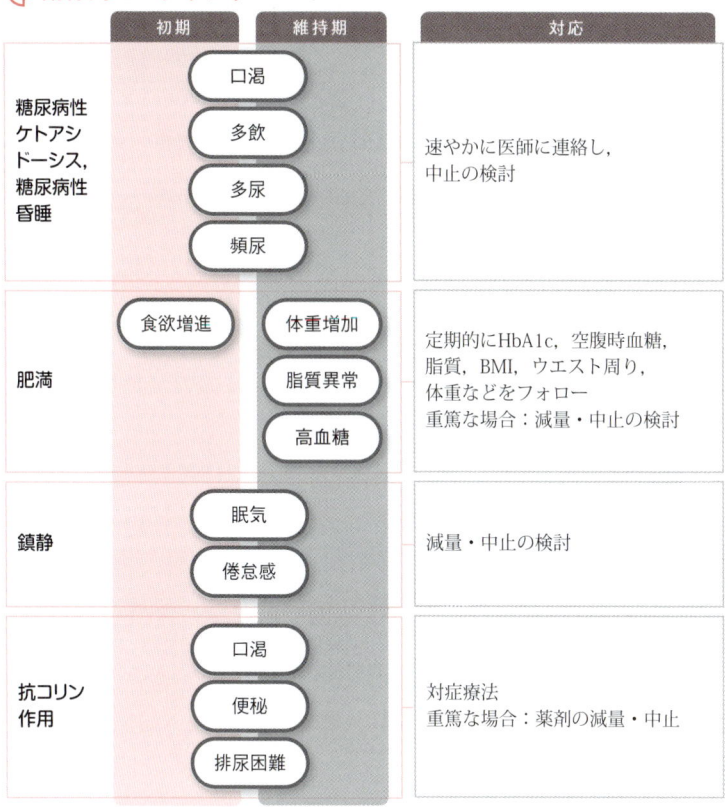

🎯 薬物動態

剤形	$t_{1/2}$	T_{max}	代謝・排泄	代謝酵素(CYP)
錠	31.8 ± 8.1 hr(単回)	4.6 ± 1.4 hr(単回)	肝	基質 1A2
筋注用	13.4〜35.7 hr(反復)	0.17〜2.00 hr(反復)	肝	基質 1A2

クロザリル® 錠 25, 100 mg

| 一般名 | クロザピン | 製造販売 | ノバルティスファーマ |

第二世代．薬物治療抵抗性への高い効果が期待できるが，血球障害・高血糖値に高いリスクがある．

Check Point!

共通 p.53 参照

☑ 無顆粒球症などの血液障害 ▶ 突然の高熱，寒気，のどの痛み
- (警告) 血液検査などのクロザリル患者モニタリングサービス（CPMS）に定められた基準がすべて満たされた場合にのみ処方可
- (禁忌) 無顆粒球症または重度の好中球減少症の既往歴のある患者

☑ 肥満，食欲増進 ▶ 体重，BMI，脂質
- (薬理) ヒスタミン H_1 受容体遮断作用，5-HT_{2C} 受容体遮断作用

☑ 起立性低血圧，鎮静 ▶ 立ちくらみ，めまい，眠気，倦怠感
- (薬理) アドレナリン $α_1$ 受容体遮断作用，ヒスタミン H_1 受容体遮断作用

☑ 高血糖 ▶ 空腹時血糖，HbA1c，口渇，多飲，多尿，頻尿
- (警告) 糖尿病性ケトアシドーシス，糖尿病性昏睡
- (禁忌) 糖尿病の患者，糖尿病の既往歴のある患者

☑ 心筋炎 ▶ 安静時の持続性頻脈，動悸，不整脈，胸痛や心不全の症状

☑ 相互作用 ▶ 喫煙※

※喫煙により CYP1A2 の誘導が起こり，血漿中濃度が低下する可能性がある

用法・用量

効能効果	初期	維持量	最大量
錠			
治療抵抗性統合失調症	1日目：12.5 mg/日，2日目：25 mg/日，3日目以降：1日 25 mg ずつ増量し，原則 3 週間かけて 200 mg/日まで増量	200〜400 mg/日を 2〜3 回	600 mg/日

副作用モニタリング

	初期	維持期	対応
無顆粒球症		突然の高熱・寒気 / のどの痛み	速やかに医師に連絡し，中止の検討
糖尿病性ケトアシドーシス，糖尿病性昏睡		口渇,多飲 / 多尿,頻尿	速やかに医師に連絡し，中止の検討
肥満	食欲増進	体重増加 / 脂質異常 / 高血糖	定期的にHbA1c，空腹時血糖，脂質，BMI，ウエスト周り，体重などをフォロー 重篤な場合：減量・中止の検討
鎮静		眠気,倦怠感	減量・中止の検討
抗コリン作用		口渇,便秘 / 排尿困難	対症療法 重篤な場合：薬剤の減量・中止
その他		悪心・嘔吐 / 流涎過多 / 頻脈	対症療法 重篤な場合：薬剤の減量・中止

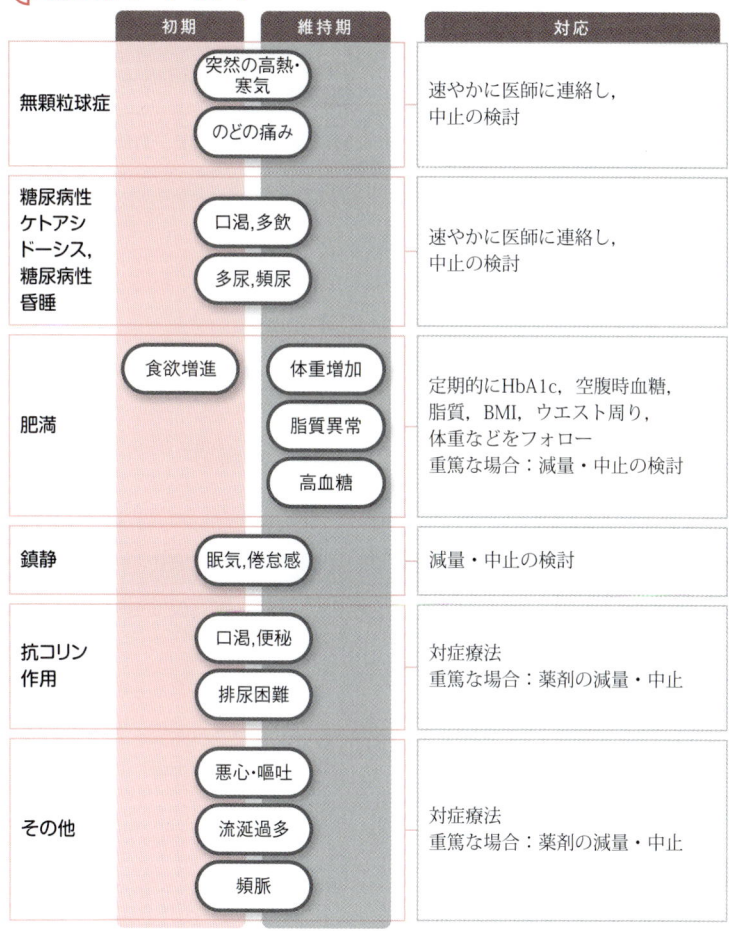

薬物動態

剤形	$t_{1/2}$	T_{max}	代謝・排泄	代謝酵素（CYP）
錠	15±5.1 hr（反復）	1.8±1.0 hr（反復）	肝	基質 1A2, 3A4

エビリファイ® 錠 3, 6, 12 mg / OD 錠 3, 6, 12, 24 mg
散 1 % / 内用液 0.1 %

一般名 アリピプラゾール　　**製造販売** 大塚

第二世代．D_2 パーシャルアゴニスト．錐体外路症状・高プロラクチン血症のリスク比較的低い．双極性障害，うつ病などでも使用される．

Check Point!

共通 p.53 参照

☑ 高血糖 ▶ 空腹時血糖，HbA1c，口渇，多飲，多尿，頻尿

(警告) 糖尿病性ケトアシドーシス，糖尿病性昏睡

☑ 不眠，神経過敏，悪心

鎮静作用が弱いため

☑ アカシジア ▶ そわそわ，ムズムズ感，焦燥感

用法・用量

効能効果	初期	維持量	最大量
錠，OD 錠，散，内用液			
統合失調症	6〜12 mg/日を 1〜2 回	6〜24 mg/日を 1〜2 回	30 mg/日
双極性障害における躁症状の改善	24 mg/日を 1 回	1 回 12〜24 mg/日	30 mg/日
うつ病・うつ状態（既存治療で十分な効果が認められない場合に限る）	―	1 回 3 mg/日 適宜増減の増量幅は 3 mg/日	15 mg/日

副作用モニタリング

	初期・維持期	対応
糖尿病性ケトアシドーシス,糖尿病性昏睡	口渇 / 多飲 / 多尿 / 頻尿	速やかに医師に連絡し,中止の検討
その他	不眠 / 神経過敏 / 悪心 / アカシジア	減量・中止,他剤への変更の検討 必要に応じてベンゾジアゼピン系薬の投与を検討

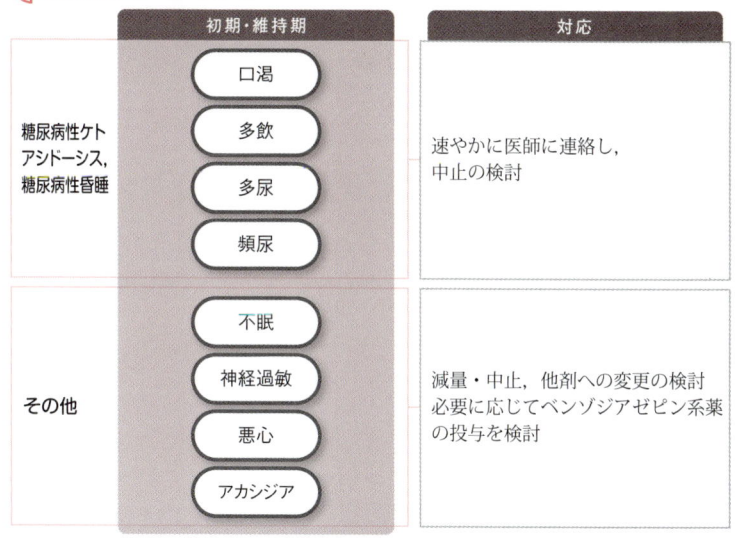

薬物動態

剤形	$t_{1/2}$	T_{max}	代謝・排泄	代謝酵素(CYP)
錠(未変化体)	64.6 ± 15.4 hr(反復)	4.2 ± 3.4 hr(反復)	肝	基質 3A4, 2D6
錠(活性代謝物)	110.2 ± 65.0 hr(反復)	6.2 ± 6.7 hr(反復)	肝	基質 3A4

抗てんかん薬

てんかんは大きく分類すると，脳の一部位から興奮が始まる「部分発作」と，脳全体で興奮が始まる「全般発作」に分けられ（図），さらに異常波の広がりによってさまざまな病態を示すため，作用機序の異なる抗てんかん薬を併用する機会が多い．神経細胞の異常興奮は，脳内の興奮性神経系と抑制性神経系のバランスが崩れる（GABA神経系の異常），もしくはナトリウム，カルシウムなどのイオンチャネルの構造的・機能的異常によって，膜内外のイオン調節が破綻して引き起こされることが示唆されている．現在，これらの異常に対する特異的作用を指向した薬剤が増えている．

図　てんかんの病態

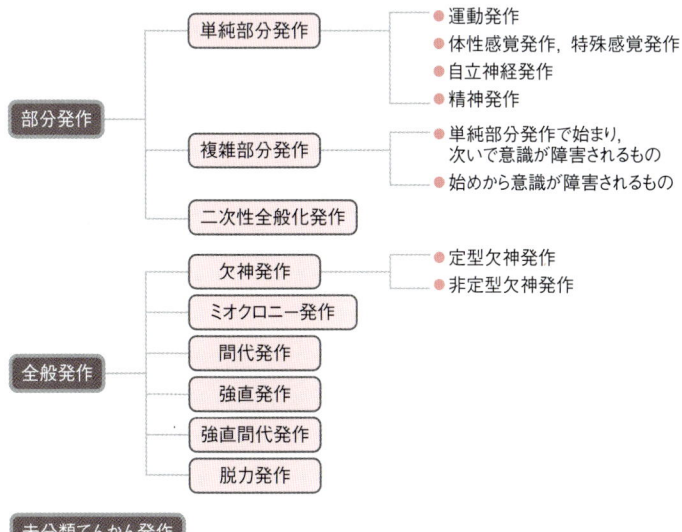

- 部分発作
  - 単純部分発作
    - 運動発作
    - 体性感覚発作，特殊感覚発作
    - 自立神経発作
    - 精神発作
  - 複雑部分発作
    - 単純部分発作で始まり，次いで意識が障害されるもの
    - 始めから意識が障害されるもの
  - 二次性全般化発作
- 全般発作
  - 欠神発作
    - 定型欠神発作
    - 非定型欠神発作
  - ミオクロニー発作
  - 間代発作
  - 強直発作
  - 強直間代発作
  - 脱力発作
- 未分類てんかん発作

表 てんかん発作・てんかん症候群の分類，薬物選択の概括

発作分類		症候群分類		薬物治療	
大分類	小分類	小分類	大分類	第1薬	第2薬
部分発作	単純部分発作	特発性部分てんかん	部分てんかん	CBZ	LEV, ZNS, GBP, TPM, LTG, PHT, PRM, CZP, SLT
	複雑部分発作	症候性部分てんかん（潜因性部分てんかん）			
	二次性全般化				
全般発作	①強直間代発作（大発作）	等発性全般てんかん	全般てんかん	VPA	① ZNS, TPM, PHT, PRM, CLB, AZA, K-Br
	②定型欠神（欠神発作）				
	③非定型欠神	症候性全般てんかん（潜因性全般てんかん）			②③④⑤ LTG, ESM, CZP, CLB, AZA
	④ミオクロニー発作				
	⑤脱力発作				
	⑥強直発作				⑥⑦ ZNS, LTG, TPM, PHT, CLB, NZP
	⑦間代発作				
未決定発作		分類不能てんかん		VPA, LEV, ZNS, LTG, TPM, CZP, CLB	

部分てんかんは局在関連てんかんと同意である．
LEV：レベチラセタム，ZNS：ゾニサミド，GBP：ガバペンチン，TPM：トピラマート，LTG：ラモトリギン，PHT：フェニトイン，CBZ：カルバマゼピン，PRM：プリミドン，CZP：クロナゼパム，SLT：スルチアム，CLB：クロバザム，AZA：アセタゾラミド，K-Br：臭化カリウム，ESM：エトサクシミド，VPA：バルプロ酸，NZP：ニトラゼパム
新薬ガバペンチン，トピラマート，ラモトリギン，レベチラセタムは部分発作の第2薬となる．また，ラモトリギン，トピラマートは全般発作の第2薬となる．

(文献1) より改変)

てんかん発作の分類に伴う抗てんかん薬の使われ方

部分発作の第1選択薬にはカルバマゼピン，第2選択薬としてはガバペンチンなどが使用され，全般発作の第1選択薬にはバルプロ酸，第2選択薬にはそれぞれ発作の小分類に基づいて各種薬剤が使用される（表）．

抗てんかん薬の副作用

この薬物群は他の薬剤群に比べても，SJSやTENのリスクが高い．投与開始1～2週間から2～3ヵ月以内に起こることが多く，初期に十分注意することが必要である．また，抗てんかん薬は全般的に脳の神経細胞の興奮性を抑制する作用があるために，鎮静系の副作用として眠気やふらつきがみられることが多い．

妊娠時の服薬継続が望まれる薬剤群であるが，カルバマゼピン，フェニトイン，特にバルプロ酸は催奇形性のリスクが高いことが指摘されている．

抗てんかん薬は疾病の特性上，長期的に使用されることが多いため，定期的な血中濃度の測定および肝機能を中心とした血液検査の実施や検査値の確認が望ましい．

文献
1) 金澤　治：ケーススタディてんかん．Rpレシピ, 7 (4) : 21, 2008.

プリミドン 錠 250 mg / 細粒 99.5 %

一般名 プリミドン　　**製造販売** 日医工

抗てんかん薬．幅広いてんかんに適応をもつ．主代謝物はフェノバルビタール（CYP誘導での相互作用に注意）．

Check Point!

共通 p.111 参照

☑ **禁忌** ▶ 急性間欠性ポルフィリン症

☑ **血中濃度** ▶ 中毒症状として眼振，構音障害，運動失調，眼筋麻痺

有効血中濃度（3～12 μg/mL）

☑ **SJS** ▶ 38 ℃以上の高熱，目の充血，まぶたの腫れ，排尿・排便時の痛みなど

服用初期や増量時に注意

☑ **再生不良性貧血** ▶ 歯茎・鼻からの出血，発熱，疲労感，動悸，血尿

☑ **巨赤芽球性貧血** ▶ 息切れ，動悸

葉酸欠乏による

☑ **離脱症状** ▶ 不安，不眠，けいれん，幻覚，錯乱

連用中の急激な減量や中止で生じる
※減量は 4～8 週間毎に 125 mg を目安

用法・用量

効能効果		初回～3日間	維持量	最大量
錠剤, 散剤				
強直間代発作, 焦点発作 精神運動発作, 小型（運動）発作〔ミオクロニー発作, 失立（無動）発作, 点頭てんかん（幼児けい縮発作, BNS けいれん など）〕	成人			
	—	250 mg/日, 就寝前	1,500 mg/日, 2～3回	2,000 mg/日
	小児			
	～2歳	125 mg/日, 就寝前	250～500 mg/日	発作の消長を考慮してさらに増量可
	3～5歳		500～750 mg/日	
	6～15歳		750～1,000 mg/日	

副作用モニタリング

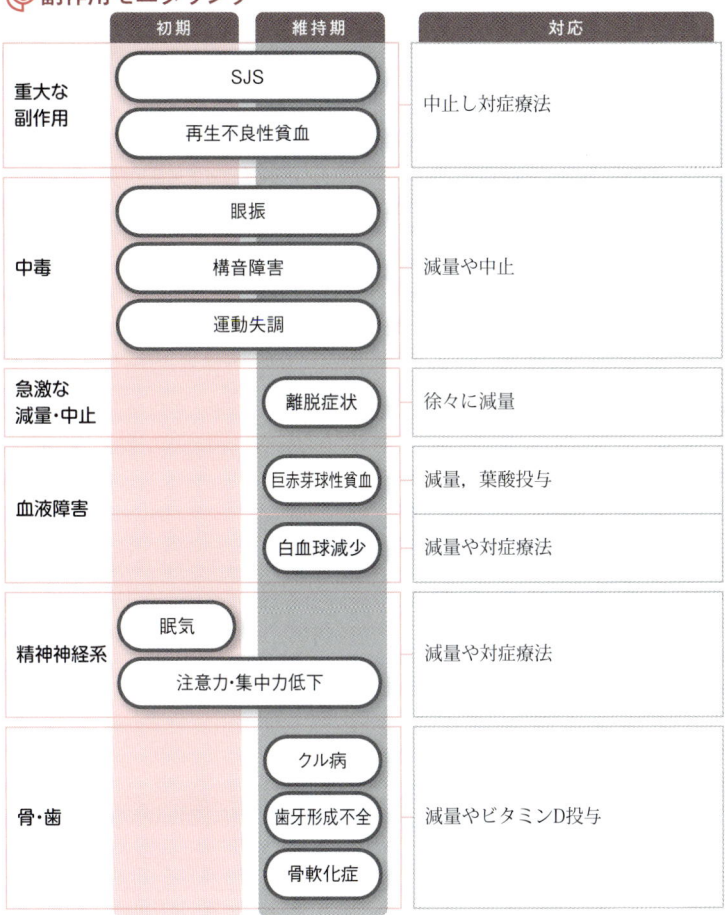

	初期	維持期	対応
重大な副作用	SJS		中止し対症療法
	再生不良性貧血		
中毒	眼振		減量や中止
	構音障害		
	運動失調		
急激な減量・中止		離脱症状	徐々に減量
血液障害		巨赤芽球性貧血	減量，葉酸投与
		白血球減少	減量や対症療法
精神神経系	眠気		減量や対症療法
	注意力・集中力低下		
骨・歯		クル病	減量やビタミンD投与
		歯牙形成不全	
		骨軟化症	

薬物動態

	剤形	$t_{1/2}$	Tmax	代謝・排泄	代謝酵素（CYP）
活性代謝物	プリミドン	19.4 hr	12 hr	肝	該当資料なし
	フェノバルビタール	125 hr	52 hr	肝	2C9
	フェニエチルマロンアミド	26.5 hr	36 hr	—	—

アレビアチン® 錠25, 100 mg / 散 10 % / 注 250 mg
ヒダントール® 錠25, 100 mg / 散 10 %

一般名 フェニトイン　　　　**製造販売** 大日本住友/藤永

抗てんかん薬．非線形性であるために増量の際には特に注意が必要．定型欠神発作を除くさまざまなタイプのてんかんに効果を示すために使用頻度は高い．CYP（基質・誘導）を介した相互作用に注意．

共通 p.111 参照

Check Point!

- ☑ **禁忌** ▶ タダラフィル，リルピビリン投与中

- ☑ **血中濃度**※ ▶ 中毒症状として眼振，嘔気，運動失調

  ※有効血中濃度（10〜20 μg/mL），血中濃度は非線形性で用量調節は困難

- ☑ **STS** ▶ 38 ℃以上の高熱，目の充血，まぶたの腫れ，排尿・排便時の痛みなど

  服用初期や増量時に注意

- ☑ **巨赤芽球性貧血** ▶ 息切れ，動悸

  葉酸欠乏による

- ☑ **減量**※，**中止時の離脱症状** ▶ 不安，不眠，けいれん，幻覚，錯乱

  ※減量は 2〜4 週毎に 50 mg を目安

用法・用量

効能効果	用量	
錠剤，散剤		
強直間代発作，焦点発作 自律神経発作，精神運動発作	成人	幼児
	200〜300 mg/日を 3 回	50〜200 mg/日を 3 回
	学童	乳児
	100〜300 mg/日を 3 回	20〜100 mg/日を 3 回
注射剤		
てんかん発作重積症	成人	小児
経口投与が不可能で，けいれん発作の出現が濃厚に疑わる場合	2.5〜5 mL（フェニトインナトリウムとして 125〜250 mg），1 mL/分を超えない速度で	成人量を基準として，体重により決定する
急速にてんかん様けいれん発作の抑制が必要な場合		

副作用モニタリング

	初期	維持期	対応
皮膚症状	SJS・TEN		中止し対症療法
SLE様症状	発熱, 紅斑, 関節痛		中止し対症療法
	白血球, 血小板減少		
肝機能障害	劇症肝炎		中止し対症療法
	AST, ALT, γ-GTP 上昇		
	黄疸		
中毒症状	眼振		減量や中止
	嘔気		
	運動失調		
葉酸欠乏		巨赤芽球性貧血	減量や対症療法
精神神経系		ジスキネジア	減量や対症療法
		てんかん増悪	
その他		歯肉増殖	減量や対症療法

薬物動態

剤形	$t_{1/2}$	T_{max}	代謝・排泄	代謝酵素（CYP）
錠, 散	10.7〜13.9 hr	3.1〜4.2 hr	肝	（主）2C9, （一部）2C19 3A および 2B6 の誘導作用を有する

フェノバール® 錠 30 mg / 散 10 % / 原末 / エリキシル 0.4 % 注射液 100 mg

一般名 フェノバルビタール　　**製造販売** 藤永

抗てんかん薬．強い睡眠・鎮静作用に注意．CYP2C9，（一部）CYP2C19，CYP3A などの酵素誘導に注意．広い範囲のてんかんに有効．小児てんかんでは第一選択薬．

共通 p.111 参照

Check Point!

☑ **禁忌** ▶ 急性間欠性ポルフィリン症，ボリコナゾール・タダラフィル・リルピビリン投与中

※エリキシルのみ禁忌 ▶ ジスルフィラム・シアナミド・プロカルバジン投与中

☑ **血中濃度** ▶ 中毒症状として眼振，嘔気，運動失調，昏睡状態

有効血中濃度（10〜40 μg/mL）

☑ **SJS** ▶ 38 ℃以上の高熱，目の充血，まぶたの腫れ，排尿・排便時の痛みなど

服用初期や増量時に注意

☑ **離脱症状** ▶ 不安，不眠，けいれん，幻覚，錯乱

連用中の急激な減量や中止で生じる

☑ **眠気，注意力・集中力・反射運動能力などの低下**

自動車の運転など，危険を伴う機械の操作に従事させない

用法・用量

効能効果	用量
錠，散，原末，エリキシル	
不眠症	30〜200 mg/日を眠前
不安緊張状態の鎮静	30〜200 mg/日を 1〜4 回
強直間代発作，焦点発作 自律神経発作，精神運動発作	
注射液	
不安緊張状態の鎮静（緊急に必要な場合）	1 回 50〜200 mg，1〜2 回/日 皮下または筋肉内注射
強直間代発作，焦点発作 自律神経発作，精神運動発作	

副作用モニタリング

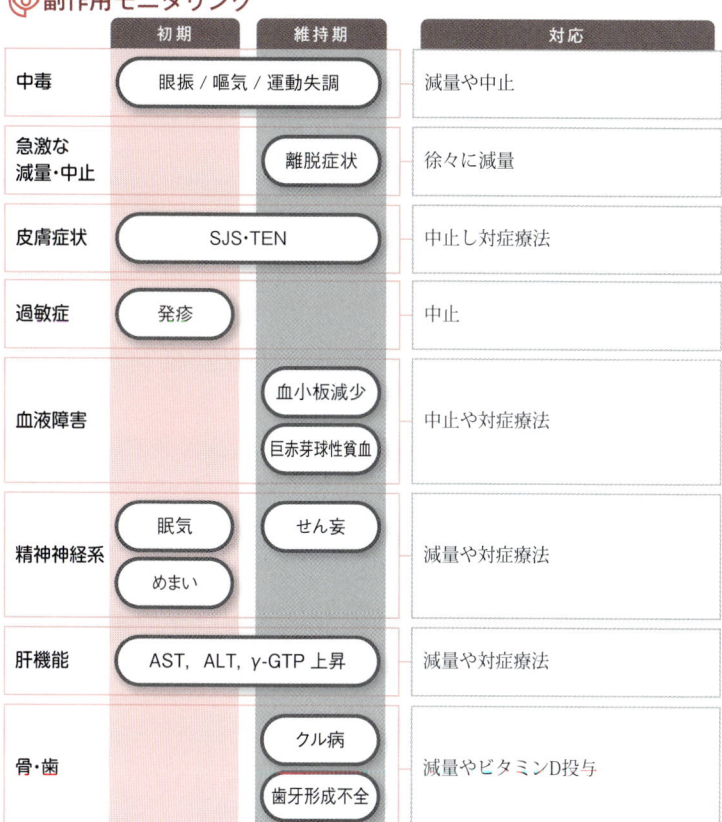

	初期	維持期	対応
中毒	眼振 / 嘔気 / 運動失調		減量や中止
急激な減量・中止		離脱症状	徐々に減量
皮膚症状	SJS・TEN		中止し対症療法
過敏症	発疹		中止
血液障害		血小板減少 / 巨赤芽球性貧血	中止や対症療法
精神神経系	眠気 / めまい	せん妄	減量や対症療法
肝機能	AST, ALT, γ-GTP 上昇		減量や対症療法
骨・歯		クル病 / 歯牙形成不全	減量やビタミンD投与

薬物動態

剤形	$t_{1/2}$	T_{max}	代謝・排泄	代謝酵素（CYP）
錠	119.0 hr	1.4 hr	肝	（主）2C9, （一部）2C19 3A などの誘導作用を有する
散	105.9 hr	1.2 hr		
原末	131.1 hr	2.4 hr		
エリキシル	94.5 hr	1.0 hr		
注射	50〜120 hr	1〜3 hr		

クランポール® 錠200 mg／末

一般名 アセチルフェネトライド　　**製造販売** 大日本住友

抗てんかん薬．精神運動発作に有効．

共通 p.111 参照

Check Point!

☑ 再生不良性貧血 ▶ あざができやすい，歯茎や鼻からの出血，息切れ，血尿など

☑ 眠気，注意力・集中力・反射運動能力などの低下
自動車の運転など，危険を伴う機械の操作に従事させない

☑ ビタミンD分解促進 ▶ クル病，骨軟化症，歯牙の形成不全
血清アルカリホスファターゼ値の上昇，血清カルシウム・無機リンの低下などに注意

用法・用量

効能効果	初期	維持量	備考
錠，末			
強直間代発作，焦点発作 自律神経発作，精神運動発作	成人		適宜増減
	300〜400 mg/日を3回	600〜1,200 mg/日を3回	
	学童		
	100〜200 mg/日を3回	400〜600 mg/日を3回	
	幼児		
	100〜200 mg/日を3回	300〜400 mg/日を3回	
	乳児		
	100〜200 mg/日を3回	200 mg/日を3回	

🎯 副作用モニタリング

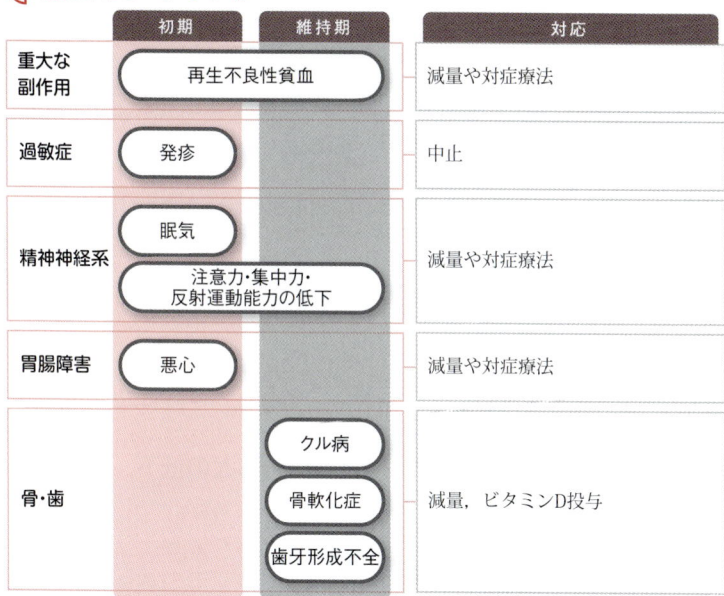

	初期	維持期	対応
重大な副作用	再生不良性貧血		減量や対症療法
過敏症	発疹		中止
精神神経系	眠気 注意力・集中力・反射運動能力の低下		減量や対症療法
胃腸障害	悪心		減量や対症療法
骨・歯		クル病 骨軟化症 歯牙形成不全	減量,ビタミンD投与

🕒 薬物動態

剤形	$t_{1/2}$	T_{max}	代謝・排泄	代謝酵素(CYP)
錠,末	該当資料なし			—

セルシン® 注射液 5, 10 mg
ホリゾン® 注射液 10 mg
ダイアップ® 坐剤 4, 6, 10

一般名 ジアゼパム　　**製造販売** 武田薬品 / 丸石 / 高田

抗てんかん薬．ベンゾジアゼピン系薬剤で，注射剤（錠剤）は抗不安などにも使用される．ダイアップ®坐剤は小児の熱性けいれんに汎用される．注射剤は小児未満での筋注を避ける．

共通 p.111 参照

Check Point!

- ☑ **禁忌** ▶ 急性狭隅角緑内障，重症筋無力症，ショック，昏睡，バイタルサインの悪い急性アルコール中毒，リトナビル投与中

- ☑ **眠気，注意力・集中力・反射運動能力などの低下**
  自動車の運転など，危険を伴う機械の操作に従事させない

- ☑ **離脱症状** ▶ けいれん発作，せん妄，振戦，不眠，不安
  連用中の急激な減量や中止で生じる

用法・用量

効能効果	用量	最大量
注射液		
不安，緊張，抑うつ	成人には初回 10 mg，静脈内または筋肉内注射 必要に応じて 3〜4 時間ごとに注射	—
麻酔前，麻酔導入時，麻酔中，術後		
アルコール依存症の禁断（離脱）症状		
分娩時		
てんかん様重積状態におけるけいれんの抑制		
*ホリゾンのみ 有機リン中毒，カーバメート中毒		
坐剤		
小児の熱性けいれんおよびてんかんのけいれん発作	1 回 0.4〜0.5 mg/kg/日を 1〜2 回	1 日 1 mg/kg を超えないこと

副作用モニタリング

	初期	維持期	対応
急激な減量・中止		眠気・不安	徐々に減量
過敏症	発疹		中止
精神神経系		眠気 / めまい・ふらつき / 頭痛	減量や対症療法
その他		顆粒球減少 / 白血球減少	中止

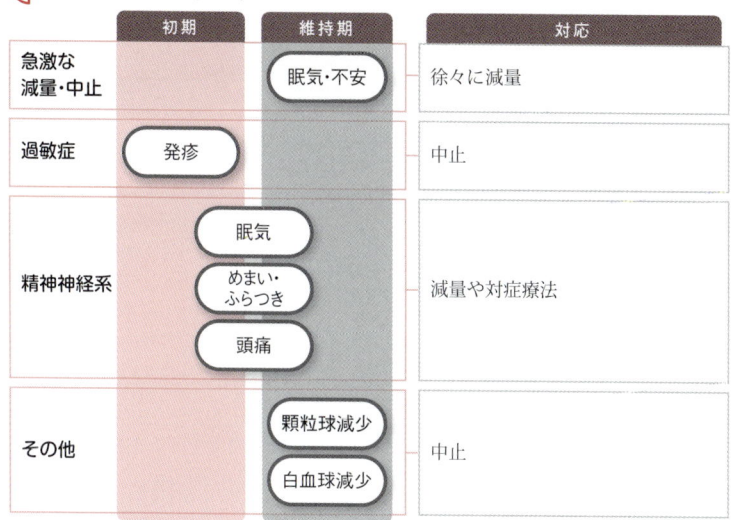

薬物動態

剤形	$t_{1/2}$	T_{max}	代謝・排泄	代謝酵素（CYP）
注射液	9〜96 hr	—	肝	3A4, 2C19
坐剤	32.8 ± 20.8 hr	1.5 ± 0.7 hr		

---

memo

ダイアップ®坐剤とアセトアミノフェン坐剤を併用する際の投与順序

ダイアップ®坐剤 → 30分以上空ける → アセトアミノフェン坐剤

ダイアップ®坐剤を使用後少なくとも30分以上の間隔を開けてからアセトアミノフェン坐剤（アルピニー®，アンヒバ®など）を挿入する．水溶性基剤のダイアップ®坐剤と，油脂性基剤のアセトアミノフェン坐剤を同時に使用すると，ダイアップ®坐剤の有効成分であるジアゼパムの血中濃度が上昇しづらくなる．これは溶解した高脂溶性のジアゼパムが直腸内腔に拡散している油脂性基剤に一部取り込まれて直腸粘膜を通過しにくくなるためである．

テグレトール® 錠 100, 200 mg / 細粒 50%

一般名 カルバマゼピン　　**製造販売** ノバルティスファーマ

抗てんかん薬．双極性障害でも使用される．三叉神経痛で汎用，単純部分発作での第一選択薬．重篤な皮膚症状発現や血液障害に注意．

共通 p.111 参照

Check Point!

☑ **禁忌** ▶ 重篤な血液障害，第Ⅱ度以上の房室ブロック，高度の除脈，ポルフィリン症，ボリコナゾール・タダラフィル・リルピビン投与中

☑ **相互作用** ▶ CYP3A4，P 糖蛋白誘導作用

CYP3A4，P 糖蛋白で代謝，排出される薬剤の血中濃度を低下する

☑ **SJS** ▶ 38 ℃以上の高熱，目の充血，まぶたの腫れ，排尿・排便時の痛みなど

服用初期や増量時に注意

☑ **妊娠の有無** ▶ 奇形児や発達障害児の出産例が多い

特にバルプロ酸ナトリウムとの併用で報告例が多い

☑ **セイヨウオトギリソウ含有食品**

CYP3A4 誘導作用により本剤の血中濃度を低下させるため，摂取しないこと

用法・用量

効能効果	初回	維持量	最大量
精神運動発作，てんかん性格およびてんかんに伴う精神障害，てんかんのけいれん発作：強直間代発作（全般けいれん発作，大発作）	成人		
	200〜400 mg/日を 1〜2 回	600 mg/日を分割	1,200 mg/日
	小児		
	100〜600 mg 分割/日		
躁病，躁うつ病の躁状態，統合失調症の興奮状態	成人		
	200〜400 mg/日を 1〜2 回	600 mg/日を分割	1,200 mg/日
三叉神経痛	成人		
	200〜400 mg/日を 1〜2 回	600 mg/日を分割	800 mg/日
	小児		
	適宜増減		

副作用モニタリング

	初期	維持期	対応
血液障害		貧血 / 白血球減少 / 血小板減少	中止し対症療法
皮膚障害	SJS・TEN		中止し対症療法
過敏症	発疹 / 血管浮腫		中止
肝機能		ALT, AST, γ-GTP上昇	中止
腎機能		蛋白尿 / BUN上昇 / クレアチニン上昇	減量や対症療法
精神神経系	眠気 / ふらつき, めまい	幻覚 / インポテンス / 記憶障害	減量や対症療法

薬物動態

剤形	$t_{1/2}$	Tmax	代謝・排泄	代謝酵素（CYP）
錠, 細粒	単回：約36 hr 反復：16〜24 hr	4〜24 hr	肝	3A4 3A4, P糖蛋白などの誘導作用を有する

有効血中濃度 4〜12 μg/mL

ベンザリン® 錠 2, 5, 10 mg / 細粒 1%

一般名 ニトラゼパム　　**製造販売** 塩野義

抗てんかん薬．睡眠薬としての使用頻度が高い．比較的 $t_{1/2}$ が長く，T_{max} が短いことに注意．

共通 p.111 参照

Check Point!

☑ 禁忌 ▶ 急性狭隅角緑内障，重症筋無力症

(原則禁忌) 肺性心，肺気腫，気管支喘息および脳血管障害の急性期などで呼吸機能が高度に低下している場合

☑ 睡眠時無呼吸症候群 ▶ 睡眠中の呼吸停止，夜間の不眠，日中の過眠

☑ 肝機能障害 ▶ 黄疸，倦怠感，食欲低下，腹水がたまる

服用初期や増量時に注意．AST，ALT，γ-GTP の上昇などを伴う

☑ 離脱症状 ▶ けいれん発作，せん妄，振戦，不眠，不安，幻覚，妄想など

連用中の急激な減量や中止で生じる．再投与後，漸減する

用法・用量

効能効果	投与量
不眠症	1回 5〜10 mg を就寝前
麻酔前投薬	1回 5〜10 mg を就寝前または手術前
点頭てんかん，ミオクロヌス発作，失立発作等，焦点性発作，焦点性けいれん発作，精神運動発作，自律神経発作など	5〜15 mg/日を分割

副作用モニタリング

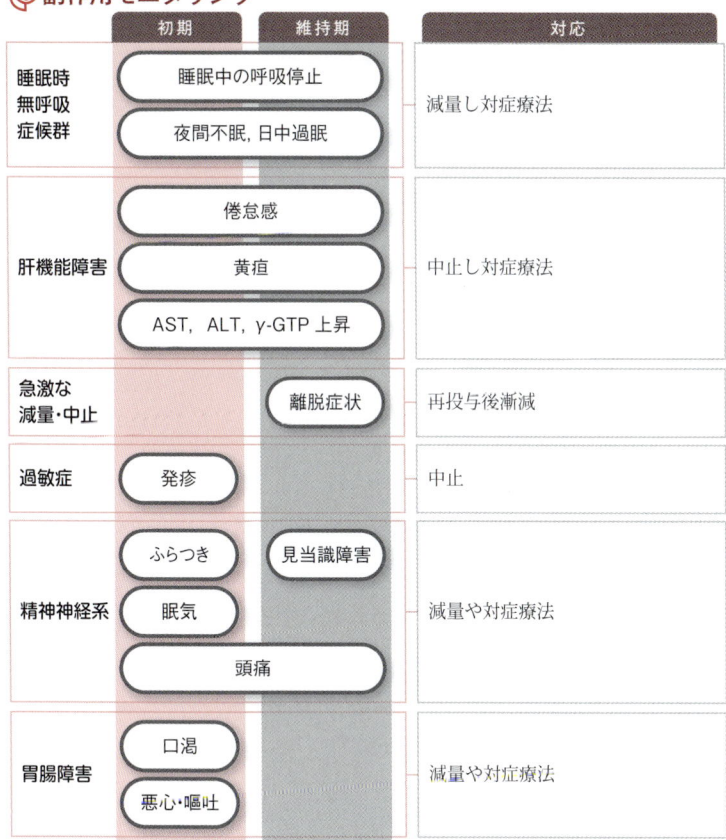

	初期	維持期	対応
睡眠時無呼吸症候群	睡眠中の呼吸停止 夜間不眠, 日中過眠		減量し対症療法
肝機能障害	倦怠感 黄疸 AST, ALT, γ-GTP 上昇		中止し対症療法
急激な減量・中止		離脱症状	再投与後漸減
過敏症	発疹		中止
精神神経系	ふらつき 眠気 頭痛	見当識障害	減量や対症療法
胃腸障害	口渇 悪心・嘔吐		減量や対症療法

薬物動態

剤形	$t_{1/2}$	T_{max}	代謝・排泄	代謝酵素 (CYP)
錠,細粒	27 hr	1.6 hr	肝	該当資料なし

デパケン® 錠 100, 200 mg / R錠 100, 200mg
細粒 20, 40% / シロップ 5%

セレニカ® R錠 200, 400 mg / 顆粒 40%

| 一般名 | バルプロ酸ナトリウム | 製造販売 | 協和発酵キリン / 興和 |

抗てんかん薬．躁うつ病や躁状態の治療に用いられることも多い．比較的副作用のリスクは少ないが，皮膚症状に注意．カルバペネム系とは併用禁忌．

Check Point!

共通 p.111 参照

☑ **禁忌** ▶ 重篤な肝障害，尿素サイクル異常症，カルバペネム系抗菌薬

☑ **血中濃度** ▶ 中毒症状として，いらいら，不穏，興奮，振戦

中毒症状を発現する血中濃度は 200 μg/mL 以上と推定されるが個人差もある．有効血中濃度（40〜120 μg/mL）

☑ **妊娠の有無** ▶ 奇形児や発達障害児の出産例が多い（特にカルバマゼピン併用時）

(原則禁忌) 治療上の有益性を優先する場合のみ

☑ **重篤な高アンモニア血症** ▶ 無気力，振戦，不明瞭言語，嘔吐

尿素サイクル異常症の疑い．血中の NH_4^+ 濃度が 60 μM 以上

☑ **重篤な肝障害** ▶ 劇症肝炎，黄疸，脂肪肝

投与初期 6 ヵ月間は定期的に肝機能検査を行う

☑ **血液検査値モニター** ▶ 血清アンモニア濃度，PT / PTT，血液（血小板），TDM，肝機能，腎機能

用法・用量

効能効果	用法用量		最大量
各種てんかん（小発作・焦点発作・精神運動発作ならびに混合発作）およびてんかんに伴う性格行動障害（不機嫌・易怒性など）	錠・細粒・シロップ		
	400〜1,200 mg/日を 2〜3 回		
躁病および躁うつ病の躁状態	徐放錠		
	400〜1,200 mg/日を 1〜2 回		
片頭痛発作	400〜800 mg/日を 2〜3 回	400〜800 mg/日を 1〜2 回	1,000 mg/日

🎯 副作用モニタリング

	初期	維持期	対応
重大な副作用	劇症肝炎	認知症様症状	中止し対症療法
	高アンモニア血症		
	重篤な血小板減少		
	急性膵炎		
	SJS・TEN		
	横紋筋融解症		
	パーキンソン様症状		
血液障害		貧血	減量や対症療法
精神神経系	傾眠, めまい		減量や対症療法
胃腸障害	悪心・嘔吐		減量や対症療法
肝機能異常	AST, ALT上昇		減量や対症療法
過敏症	発疹		中止

⏱ 薬物動態

剤形	$t_{1/2}$	T_{max}	代謝・排泄	代謝酵素
デパケン®（単回）	—	3.46 ± 0.66 hr	肝	該当資料なし
デパケン®R（反復）	18.0 ± 2.9 hr	4.83 ± 0.75 hr		
セレニカ®R（単回）	16.8 ± 3.1 hr	15.8 ± 3.5 hr		CYP 10 %, UGT 40 %, β酸化 30〜35 %
セレニカ®R顆粒（単回）	17.8 ± 3.1 hr	10.4 ± 3.5 hr		

リボトリール® 錠 0.5, 1, 2 mg / 細粒 0.1, 0.5 %

一般名 クロナゼパム　　**製造販売** 中外製薬

抗てんかん薬．レストレスレッグス症候群にも用いられることがある（適応外）が，眠気・ふらつきが強い．常用量に対してジアゼパム換算値が比較的高い（リボトリール® 0.25 mg ＝ジアゼパム 5 mg）．

共通 p.111 参照

Check Point!

☑ **禁忌** ▶ 急性狭隅角緑内障，重症筋無力症

☑ **肝機能障害** ▶ 黄疸，倦怠感，食欲低下，腹水がたまる

服用初期や増量時に注意．AST，ALT，γ-GTP の上昇などを伴う

☑ **減量※，中止時の離脱症状** ▶ けいれん，せん妄，振戦，不眠，不安，幻覚

※減量は 4～8 週間毎に 0.5 mg を目安

用法・用量

効能効果	初回	維持量
小型（運動）発作［ミオクロニー発作，失立（無動）発作，点頭てんかん（幼児けい縮発作，BNS けいれん等）］，精神運動発作，自律神経発作など	成人，小児	
	0.5～1 mg/日を 1～3 回	2～6 mg/日を 1～3 回
	乳・幼児	
	0.025 mg/kg/日を 1～3 回	0.1 mg/kg 1～3 回

🎯 副作用モニタリング

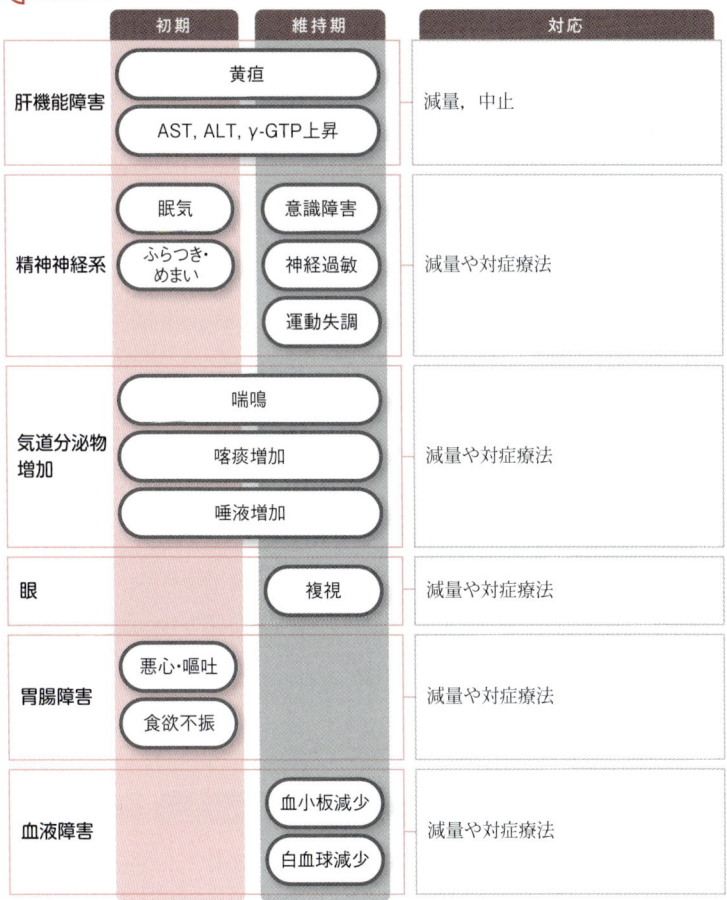

	初期	維持期	対応
肝機能障害	黄疸 / AST, ALT, γ-GTP上昇		減量,中止
精神神経系	眠気 / ふらつき・めまい	意識障害 / 神経過敏 / 運動失調	減量や対症療法
気道分泌物増加	喘鳴 / 喀痰増加 / 唾液増加		減量や対症療法
眼		複視	減量や対症療法
胃腸障害	悪心・嘔吐 / 食欲不振		減量や対症療法
血液障害		血小板減少 / 白血球減少	減量や対症療法

🎯 薬物動態

剤形	$t_{1/2}$	Tmax	代謝・排泄	代謝酵素（CYP）
錠,細粒	27 hr	2 hr	肝	該当資料なし

エクセグラン® 錠100 mg / 散20 %

一般名 ゾニサミド　　**製造販売** 大日本住友

抗てんかん薬．ゾニサミドの25mg錠はパーキンソン病治療薬として使用される．
食欲不振・体重減少が顕著．

Check Point!

共通 p.111 参照

☑ 血中濃度

定常血中濃度に達するまでにおよそ2週間を要する．有効血中濃度（20μg/mL前後），個人差あり

☑ SJS ▶ 38℃以上の高熱，目の充血，まぶたの腫れ，排尿・排便時の痛みなど

☑ 熱中症 ▶ 発汗減少，体温上昇

夏季に体温上昇．特に小児で注意

☑ 腎臓結石・尿路結石 ▶ 背部痛，下腹部痛，残尿感，血尿

脱炭酸酵素阻害による

☑ 横紋筋融解症 ▶ 筋肉痛，脱力感

CK（CPK）上昇，血中および尿中ミオグロビン上昇なども確認

用法・用量

効能効果		初期	維持量	最大量
錠，散				
部分発作	単純部分発作〔焦点発作（ジャクソン型を含む），自律神経発作，精神運動発作〕	成人（共通）		
		100〜200 mg/日を1〜3回	200〜400 mg/日を1〜3回	600 mg/日
	複雑部分発作〔精神運動発作，焦点発作〕			
	二次性全般化強直間代けいれん〔強直間代発作（大発作）〕	小児（共通）		
全般発作	強直間代発作〔強直間代発作（全般けいれん発作，大発作）〕	2〜4 mg/kg/日を1〜3回	4〜8 mg/kg/日を1〜3回	12 mg/kg/日
	強直発作〔全般けいれん発作〕			
	非定型欠神発作〔異型小発作〕			
混合発作				

副作用モニタリング

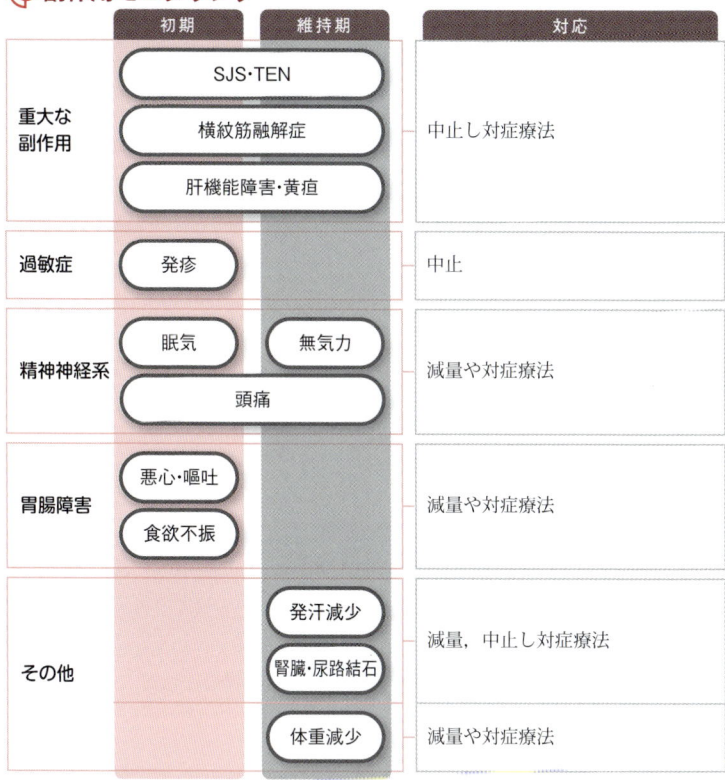

	初期	維持期	対応
重大な副作用	SJS・TEN		中止し対症療法
	横紋筋融解症		
	肝機能障害・黄疸		
過敏症	発疹		中止
精神神経系	眠気	無気力	減量や対症療法
	頭痛		
胃腸障害	悪心・嘔吐		減量や対症療法
	食欲不振		
その他		発汗減少	減量,中止し対症療法
		腎臓・尿路結石	
		体重減少	減量や対症療法

薬物動態

剤形	$t_{1/2}$	T_{max}	代謝・排泄	代謝酵素(CYP)
錠,散	62.9 ± 1.4 hr	5.3 ± 1.3	肝	3A4

ミオカーム® 内服液 33.3％

一般名 ピラセタム　　　**製造販売** ユーシービージャパン

抗てんかん薬．通常，他の抗てんかん薬との併用療法で，皮質性ミオクローヌスを抑制する．

共通 p.111 参照

Check Point!

☑ **禁忌** ▶ 重症腎不全（クレアチニンクリアランスが 20 mL/min 以下），脳出血

☑ **出血傾向** ▶ 血小板凝集抑制作用

☑ **眼疾患** ▶ 目のかすみ，白内障
　定期的な眼科検診が望ましい

☑ **長期連用** ▶ 横紋筋融解症
　CK（CPK）などの臨床検査を行うことが望ましい

☑ **減量※，中止時の離脱症状** ▶ 不安，不眠，けいれん，幻覚，錯乱

※減量は 3～4 日間毎に 1 回 3 mL ずつ 1 日 3 回の割合を目安

用法・用量

効能効果	初回から3～4日	維持量	最大量
皮質性ミオクローヌスに対する抗てんかん薬などとの併用療法	1回12mL，3回/日	1回15～21mL，3回/日	1回21mL，3回/日

クレアチニンクリアランス（60～40 mL/min）：ピラセタム投与量通常量の1/2
クレアチニンクリアランス（40～20 mL/min）：ピラセタム投与量通常量の1/4

🌀 副作用モニタリング

	初期	維持期	対応
眼		目のかすみ	減量，休薬し眼科検査
血液障害		白血球減少 / 血小板減少	減量や中止
精神神経系	眠気 / 倦怠感 / ふらつき	抑うつ / 神経過敏	減量や対症療法
胃腸障害	下痢・軟便 / 嘔気・嘔吐		減量や対症療法
その他	熱感・発汗 / 胸部圧迫感	女性化乳房 / 血圧上昇	減量や対症療法

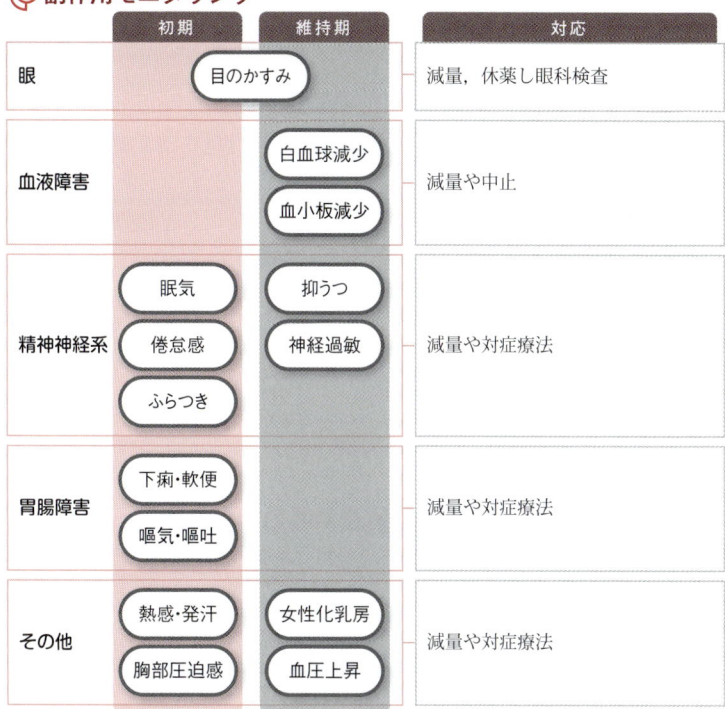

🕐 薬物動態

剤形	$t_{1/2}$	T_{max}	代謝・排泄	代謝酵素（CYP）
液	5.1〜5.9 hr	0.88〜1 hr	腎	なし

未変化体尿中排泄率 92.7〜98.6 %

マイスタン® 錠 5, 10 mg/ 細粒 1 %

| 一般名 | クロバザム | 製造販売 | 大日本住友 |

抗てんかん薬．併用療法で使用される．長期投与によって耐性化（効果減退）することがある．

共通 p.111 参照

Check Point!

☑ 禁忌 ▶ 急性狭隅角緑内障，重症筋無力症

☑ 気道分泌物増加 ▶ 喘鳴，喀痰増加，唾液分泌過多，嚥下障害
小児，高齢者に多く，肺炎，気管支炎に至ることがある

☑ 長期連用 ▶ 抗けいれん作用の減弱
薬剤耐性による

☑ 眠気，注意力・集中力・反射運動能力などの低下
自動車の運転など，危険を伴う機械の操作に従事させない

用法・用量

効能効果	初回	維持量	最大量
錠剤、散剤			
他の抗てんかん薬で十分な効果が認められないてんかん患者の部分発作，全般発作に対する抗てんかん薬との併用療法	成人		
	10 mg/日	10〜30 mg/日を1〜3回	40 mg/日
	小児		
	0.2 mg/kg/日	0.2〜0.8 mg/kg/日を1〜3回	1 mg/kg/日

📍 副作用モニタリング

	初期	維持期	対応
皮膚症状	SJS・TEN		中止し対症療法
気道分泌物増加	喘鳴 喀痰増加 唾液分泌過多		減量や中止し対症療法
精神神経系	眠気 ふらつき・めまい 集中力・注意力低下	焦燥 振戦 ジスキネジア	減量や対症療法
眼		複視 眼振	減量や対症療法
肝臓	AST, ALT, γ-GTP 上昇		減量や対症療法
過敏症	発疹		中止
その他	倦怠感	体重増加	減量や対症療法

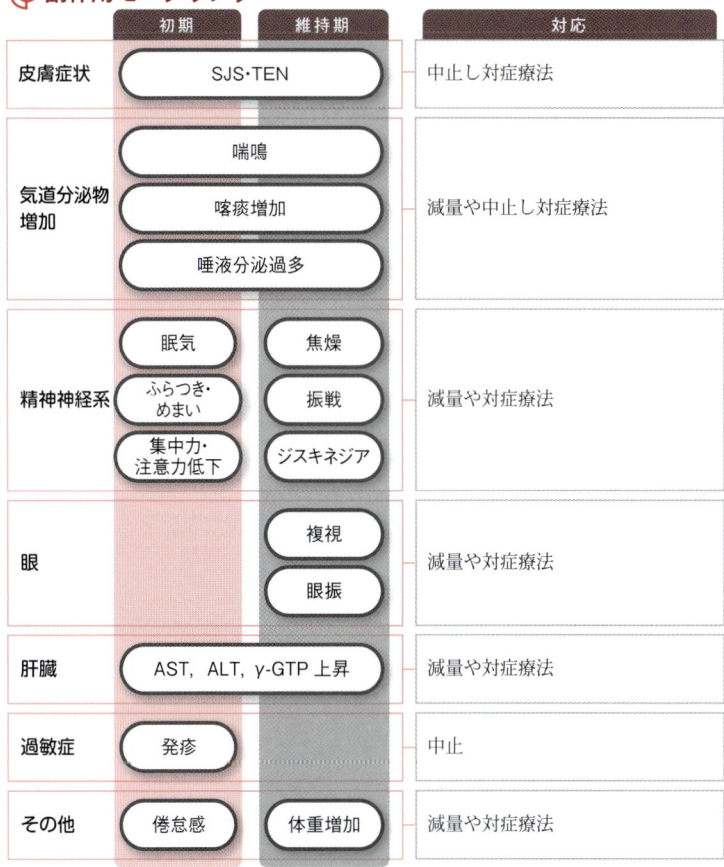

📍 薬物動態

剤形	$t_{1/2}$	T_{max}	代謝・排泄	代謝酵素（CYP）
錠, 細粒	25.3〜30.1 hr	1.4〜1.7 hr	肝	3A4

高齢者で半減期が非高齢者の2.8倍に延長

オスポロット® 錠 50, 200 mg

| 一般名 | スルチアム | 製造販売 | 共和薬品工業 |

抗てんかん薬．精神運動発作に有効．鎮静作用は比較的低い．

共通 p.111 参照

Check Point!

☑ 禁忌 ▶ 腎障害のある患者

☑ 血中濃度 ▶ 中毒症状として動悸，呼吸促進，四肢しびれ感，知覚異常

有効血中濃度（8～15μg/mL）

☑ 腎不全 ▶ 初期症状：乏尿，発疹，むくみ

定期的な血液検査が必要

☑ 眠気，注意力・集中力・反射運動能力などの低下

自動車の運転など，危険を伴う機械の操作に従事させない

用法・用量

効能効果	投与量	備考
精神運動発作	200～600 mg/日を，2～3回	適宜増減

副作用モニタリング

	初期	維持期	対応
中毒症状	動悸 / 呼吸促進 / 四肢しびれ感 / 知覚異常		減量や中止
腎不全の初期症状		乏尿 / 発疹 / むくみ	減量，中止し対症療法
精神神経系	眠気 / 注意力・集中力・反射運動・能力の低下 / めまい	知覚異常 / 多発神経炎	減量または対症療法
その他		白血球減少	減量または対症療法

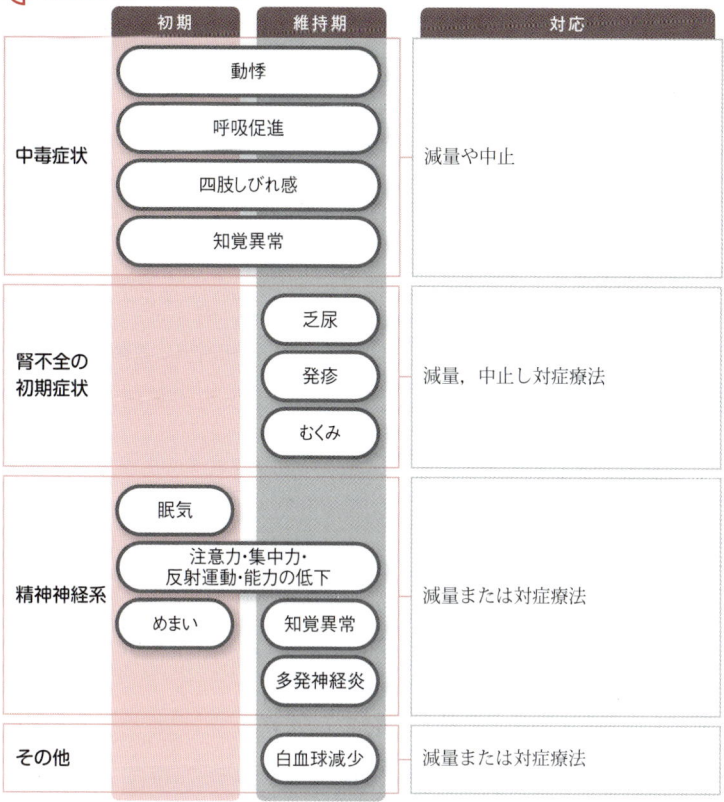

薬物動態

剤形	$t_{1/2}$	T_{max}	代謝・排泄	代謝酵素（CYP）
錠	6〜8 hr	2〜4 hr	肝	不明

ガバペン® 錠200, 300, 400 mg / シロップ5％

一般名 ガバペンチン　　　**製造販売** ファイザー

抗てんかん薬．カルシウムチャネルを間接的に阻害する特殊な薬理作用をもち，他剤との併用投与が原則．相乗的な副作用発現や相互作用は少ない．

共通 p.111 参照

Check Point!

☑ 併用注意 ▶ アルミニウム，マグネシウム含有制酸剤

ガバペンチンのCmaxが17％およびAUCが20％低下するため併用を避ける．制酸剤服用後少なくとも2時間以降に本剤を服用することが望ましい．

☑ SJS ▶ 38℃以上の高熱，目の充血，まぶたの腫れ，排尿・排便時の痛みなど

服用初期や増量時に注意

☑ 長期連用 ▶ 複視，眼振，眼の異常感，霧視

眼の異常ないか定期的にチェック

☑ 高齢者，腎機能低下者

代謝を受けず，蛋白結合率も低いため，クレアチニンクリアランスに応じた投与量の調節が必要

用法・用量

効能効果	用量	最大量
錠剤，散剤		
他の抗てんかん薬で十分な効果が認められないてんかん患者の部分発作に対する抗てんかん薬との併用療法	13歳以上 初日 600 mg/日を3回 2日目 1,200 mg/日を3回 3日目以降 　1,200～1,800 mg/日を3回	2,400 mg/日
	3歳～12歳	
	初日 10 mg/kg/日を3回 2日目 20 mg/kg/日を3回 3日目以降 　3～4歳 40 mg/kg/日を3回 　5～12歳 25～35 mg/kg/日を3回	50 mg/kg/日 (2,400 mgを超えないこと)

副作用モニタリング

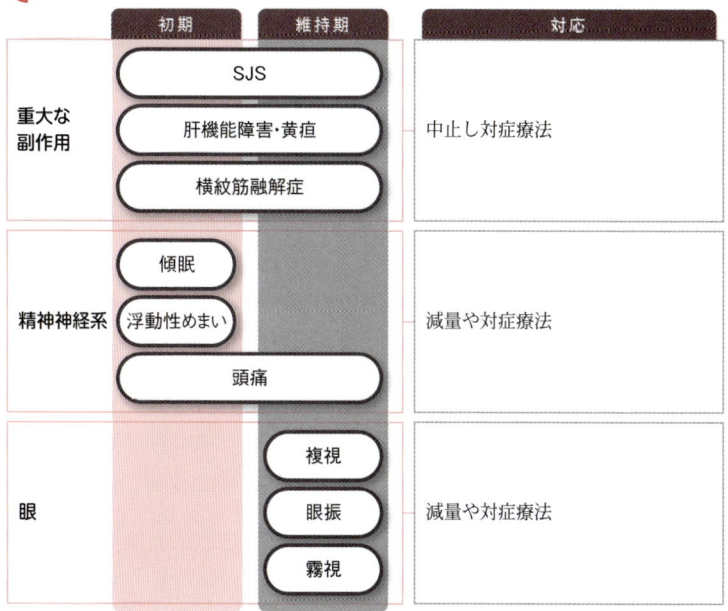

	初期	維持期	対応
重大な副作用	SJS 肝機能障害・黄疸 横紋筋融解症		中止し対症療法
精神神経系	傾眠 浮動性めまい 頭痛		減量や対症療法
眼		複視 眼振 霧視	減量や対症療法

薬物動態

剤形	$t_{1/2}$	T_{max}	代謝・排泄	代謝酵素（CYP）
錠, シロップ	6〜7 hr	3〜3.3 hr	代謝を受けない※	—

- クレアチニンクリアランス（mL/min）＞60；AUC：37.8 μg/mL, Tmax：4.5 hr, $T_{1/2}$：6.5 hr
- クレアチニンクリアランス（mL/min）30〜60；AUC：73.5 μg/mL, Tmax：5.1 hr, $T_{1/2}$：12.8 hr
- クレアチニンクリアランス（mL/min）＜30；AUC：551 μg/mL, Tmax：7.1 hr, $T_{1/2}$：52.0 hr

※未変化体の尿中排泄率はほぼ100%

トピナ® 錠 25, 50, 100 mg / 細粒 10 %

一般名 トピラマート　　**製造販売** 協和発酵キリン

抗てんかん薬．AMPA/ カイニン酸型グルタミン酸受容体の機能を抑制する特殊な薬理作用をもち，他剤との併用投与が原則．相乗的な副作用発現は少ない．腎機能低下時は投与量に注意．

共通 p.111 参照

Check Point!

☑ **続発性閉塞隅角緑内障 ▶ 視力の急激な低下，眼痛**

投与 1ヵ月以内に多い

☑ **代謝性アシドーシス ▶ 疲労，過換気，不整脈，昏睡，食欲不振**

必要に応じて重炭酸イオン濃度測定

☑ **腎・尿路結石 ▶ 背部痛，下腹部痛，残尿感，血尿**

小児における報告が多い．炭酸脱水酵素阻害薬（アセタゾラミドなど）との併用で生じやすい

☑ **乏汗症 ▶ 発汗減少，体温上昇**

小児における報告が多い．夏季に体温上昇

用法・用量

効能効果	初期	維持量	最大量
錠剤，散剤			
他の抗てんかん薬で十分な効果が認められないてんかん患者の部分発作に対する抗てんかん薬との併用療法	成人		
	初回 1 回 50 mg/日を 1〜2 回	200〜400 mg/日を 2 回	600 mg/日
	小児		
	初回 1 mg/kg/日を 2 回	6 mg/kg/日を 2 回	9 mg/kg/日（600 mg まで）

・クレアチニンクリアランス（mL/min）＜ 70；投与量を半量にする

🔴 副作用モニタリング

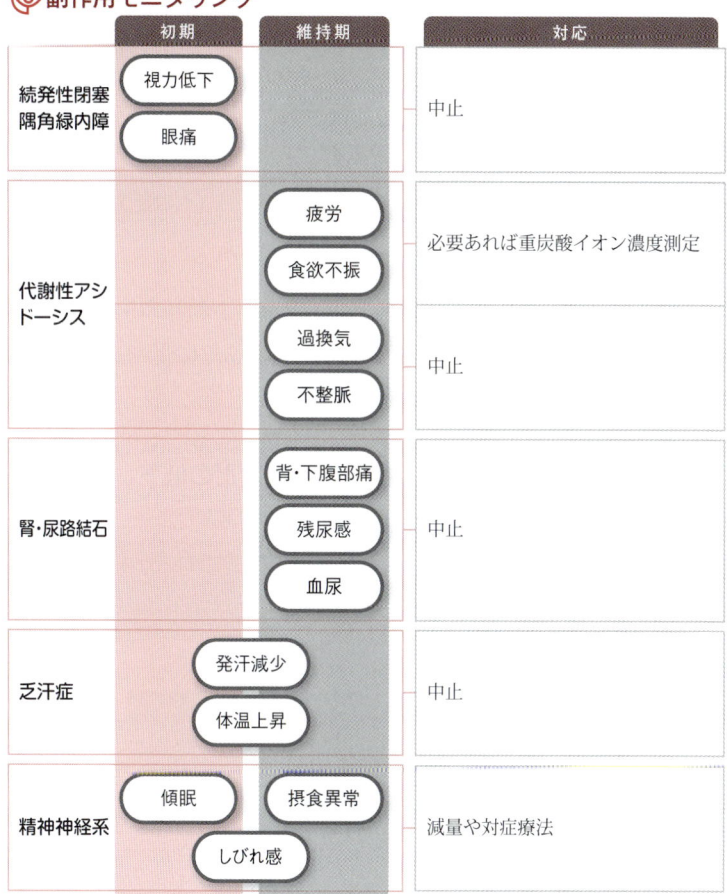

	初期	維持期	対応
続発性閉塞隅角緑内障	視力低下／眼痛		中止
代謝性アシドーシス		疲労／食欲不振	必要あれば重炭酸イオン濃度測定
		過換気／不整脈	中止
腎・尿路結石		背・下腹部痛／残尿感／血尿	中止
乏汗症	発汗減少／体温上昇		中止
精神神経系	傾眠／しびれ感	摂食異常	減量や対症療法

🕐 薬物動態

剤形	$t_{1/2}$	T_{max}	代謝・排泄	代謝酵素（CYP）
錠,細粒	27.6 ± 3.6 hr	2.3 ± 0.8 hr	肝※	3A4 代謝酵素阻害作用をもつ：2A6, 2B6, 2D6-Val（最高でも約30％）

※未変化体尿中排泄率は約70％（米国添付文書）

ザロンチン® シロップ5%

| 一般名 | エトスクシミド | 製造販売 | 第一三共 |

抗てんかん薬．重篤な血液障害に注意．単剤投与で大発作悪化のリスクがある．

共通 p.111 参照

Check Point!

☑ 発作型の確認
混合発作型では，単剤投与により大発作の誘発または増悪を招くことがある

☑ SJS ▶ 38℃以上の高熱，目の充血，まぶたの腫れ，排尿・排便時の痛みなど
服用初期や増量時に注意

☑ 眠気，注意力・集中力・反射運動能力などの低下
自動車の運転など，危険を伴う機械の操作に従事させない

☑ 減量※，中止時の離脱症状 ▶ 不安，不眠，けいれん，幻覚，錯乱
※減量は4～8週ごとに250 mgを目安

用法・用量

効能効果	用量	備考
定型欠神発作（小発作）	成人	適宜増減
	0.45～1 g/日を2～3回	
	小児	
	0.15～0.6 g/日を1～3回	

🎯 副作用モニタリング

部位	初期	維持期	対応
皮膚症状	SJS	SJS	中止し対症療法
SLE様症状	発熱, 紅斑, 関節痛 / 白血球・血小板減少	発熱, 紅斑, 関節痛 / 白血球・血小板減少	中止し対症療法
過敏症	発疹 / 光線過敏症		中止
精神神経系	眠気 / めまい / 頭痛	抑うつ / 頭痛	減量や対症療法
胃腸障害	悪心・嘔吐 / 下痢		減量や対症療法
その他		しゃっくり	減量や対症療法

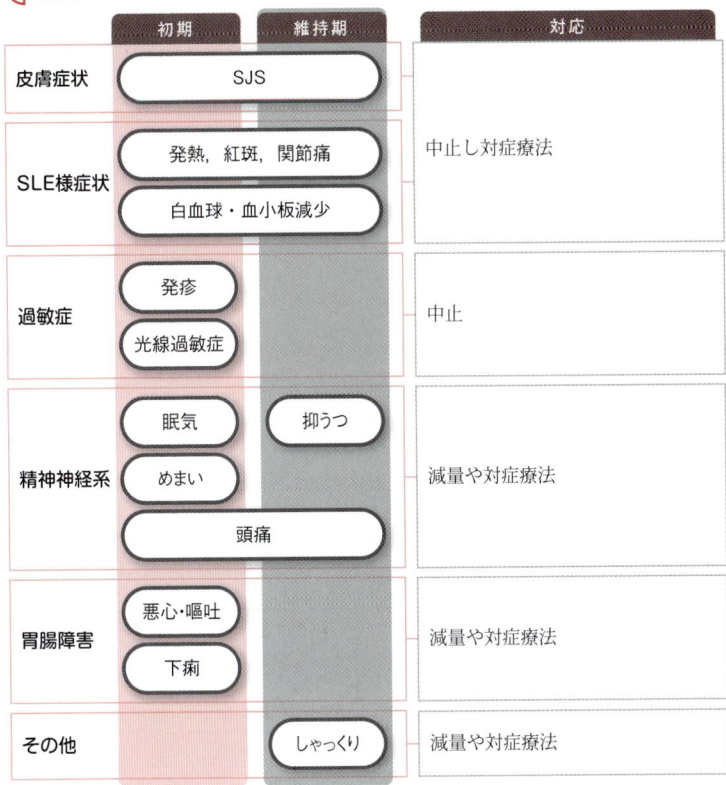

⏱ 薬物動態

剤形		$t_{1/2}$	T_{max}	代謝・排泄	代謝酵素（CYP）
シロップ	成人	60 hr	1〜4 hr	肝	3A4
	小児	33.4 hr	3〜7 hr		

ラミクタール® 錠 25, 100 mg / 錠小児用 2, 5 mg

| 一般名 | ラモトリギン | 製造販売 | グラクソ・スミスクライン |

抗てんかん薬．てんかん，双極性障害で使用頻度が高くなっている．適応，併用状態，初期維持期によって用法・用量が異なることに注意．また，発疹などの皮膚障害の発現率は，定められた用法・用量を超えて投与した場合に高い．

Check Point!

共通 p.111 参照

☑ 警告 ▶ SJS および TEN

バルプロ酸との併用時は特に注意

☑ 小児 ▶ 発疹，発熱の発現率が高い

投与開始 8 週間以内は注意

☑ 血中濃度低下 ▶ グルクロン酸抱合を誘導する薬剤※との併用

※フェニトイン，カルバマゼピン，フェノバルビタール，プリミドン，リファンピシンなど

用法・用量

効能効果	初回〜2 週目まで	維持期	最大量
てんかん患者の部分発作，強直間代性発作に対する単剤療法	成人		
	25 mg/日を 1 回	100〜200 mg/日を 1〜2 回	400 mg/日
他の抗てんかん薬で十分な効果が認められないてんかん患者の部分発作，強直間代発作 Lennox-Gastaut 症候群における全般発作に対する抗てんかん薬との併用療法	①成人：バルプロ酸ナトリウム併用時		
	25 mg/隔日を 1 回	100〜200 mg/日を 2 回	—
	②成人：グルクロン酸抱合を誘導する薬剤の併用時		
	50 mg/日を 1 回	200〜400 mg/日を 2 回	—
	③成人：①②以外の抗てんかん薬の併用時		
	25 mg/日を 1 回	100〜200 mg/日を 1〜2 回	400 mg/日
	④小児：バルプロ酸ナトリウム併用時あるいは⑥以外の抗てんかん薬の併用時		
	0.15 mg/kg/日を 1 回	1〜5 mg/kg/日を 2 回	200 mg/日
	⑤小児：バルプロ酸ナトリウム＋グルクロン酸抱合を誘導する薬剤併用時		
	0.15 mg/kg/日を 1 回	1〜3 mg/kg/日を 2 回	200 mg/日
	⑥小児：グルクロン酸抱合を誘導する薬剤の併用時		
	0.6 mg/kg/日を 2 回	5〜15 mg/kg/日を 2 回	400 mg/日
双極性障害における気分エピソードの再発・再燃	①単剤		
	25 mg/日を 1 回	200 mg/日を 1〜2 回	400 mg/日
	②バルプロ酸ナトリウム併用時		
	50 mg/隔日を 1 回	100 mg/日を 1〜2 回	200 mg/日
	③グルクロン酸抱合を誘導する薬剤の併用時		
	50 mg/日を 1 回	300〜400 mg/日を 2 回	400 mg/日

副作用モニタリング

副作用	初期	維持期	対応
重大な副作用	SJS・TEN		中止し適切な処置
過敏症	発疹／発熱		中止し適切な処置
精神神経系	傾眠／めまい／不安・焦燥／頭痛	振戦／幻覚／頭痛	減量や対症療法
胃腸障害	嘔気・嘔吐／下痢		減量や対症療法
肝臓	AST, ALT, γ-GTP 上昇		減量や対症療法
血液障害		白血球減少	減量や対症療法
眼		複視／眼振	減量や対症療法

薬物動態

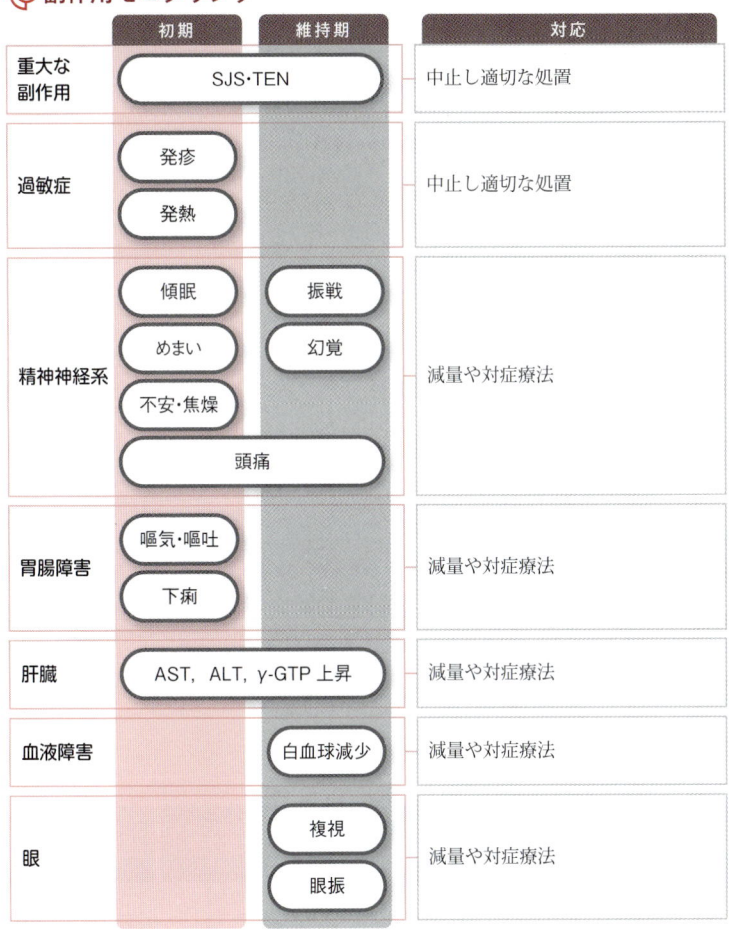

剤形	$t_{1/2}$	T_{max}	代謝・排泄	代謝酵素
錠	31〜38 hr	1.7〜2.5 hr	肝	UGT1A4

※腎機能障害患者（Ccr 平均 13 mL/min）および透析患者では，AUC が健康成人の約 1.8 倍に増加

イーケプラ® 錠 250, 500 mg / ドライシロップ 50 %

一般名 レベチラセタム　　**製造販売** ユーシービージャパン

抗てんかん薬．神経伝達物質放出の調節やカルシウムチャネルの阻害などの特殊な薬理作用をもつ．他のてんかん薬と併用される．相乗的な副作用発現は少ない．腎機能低下時は投与量注意．

Check Point!

共通 p.111 参照

☑ 腎機能

※腎機能に応じて投与量の調節が必要．投与量の約 65 % が尿中に未変化体として排泄される．代謝は CYP 非依存的である

☑ SJS ▶ 38 ℃以上の高熱，目の充血，まぶたの腫れ，排尿・排便時の痛みなど

服用初期や増量時に注意

☑ 攻撃性，自殺企図 ▶ 易刺激性，錯乱，焦燥，興奮

☑ 眠気，注意力・集中力・反射運動能力などの低下

自動車の運転など，危険を伴う機械の操作に従事させない

☑ 減量※, 中止時の離脱症状 ▶ 不安，不眠，けいれん，幻覚，錯乱

※減量は 2〜4 週ごとに 1,000 mg を目安

用法・用量

効能効果	クレアチニンクリアランス (mL/min)	1 日投与量	通常投与量	最高投与量
他の抗てんかん薬で十分な効果が認められないてんかん患者の部分発作に対する抗てんかん薬との併用療法	≧ 80	1,000〜3,000 mg	1 回 500 mg 1 日 2 回	1 回 1,500 mg 1 日 2 回
	≧ 50 −< 80	1,000〜2,000 mg	1 回 500 mg 1 日 2 回	1 回 1,000 mg 1 日 2 回
	≧ 30 −< 50	500〜1,500 mg	1 回 250 mg 1 日 2 回	1 回 750 mg 1 日 2 回
	< 30	500〜1,000 mg	1 回 250 mg 1 日 2 回	1 回 500 mg 1 日 2 回
	透析中の腎不全患者	500〜1,000 mg	1 回 500 mg 1 日 1 回	1 回 1,000 mg 1 日 1 回
	血液透析後の補充用量	—	250 mg	500 mg

副作用モニタリング

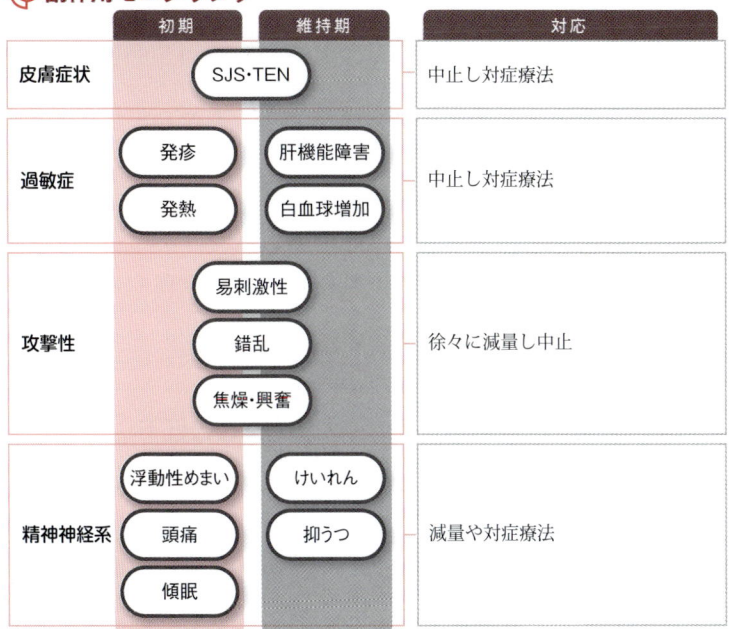

	初期	維持期	対応
皮膚症状		SJS・TEN	中止し対症療法
過敏症	発疹／発熱	肝機能障害／白血球増加	中止し対症療法
攻撃性		易刺激性／錯乱／焦燥・興奮	徐々に減量し中止
精神神経系	浮動性めまい／頭痛／傾眠	けいれん／抑うつ	減量や対症療法

薬物動態

剤形	$t_{1/2}$	Tmax	代謝・排泄	代謝酵素（CYP）
錠, ドライシロップ	7～9 hr	0.6～1 hr	アセトアミド基の酵素的加水分解	—

ミノアレ® 散 66.7％

| 一般名 | トリメタジオン | 製造販売 | 日医工 |

抗てんかん薬．混合発作型では，単剤投与により大発作を誘発または増悪．連用中は定期的に肝・腎機能，血液検査を行う．

Check Point!

共通 p.111 参照

☑禁忌 ▶ 妊婦，重篤な肝・腎障害，血液障害，網膜・視神経障害

☑視覚異常 ▶ 羞明，複視，視覚障害
定期的に視力検査を行うことが望ましい

☑眠気，注意力・集中力・反射運動能力などの低下
自動車の運転など，危険を伴う機械の操作に従事させない

用法・用量

効能効果	用量	最大量
定型欠神発作（小発作）小型（運動）発作〔ミオクロニー発作，失立（無動）発作，点頭てんかん（幼児けい縮発作，BNS けいれん など）〕	成人 散として1.5 g/日を3回	3 g/日
	小児 成人量を基準として体重により決定 症状，耐薬性に応じて適宜増減	

副作用モニタリング

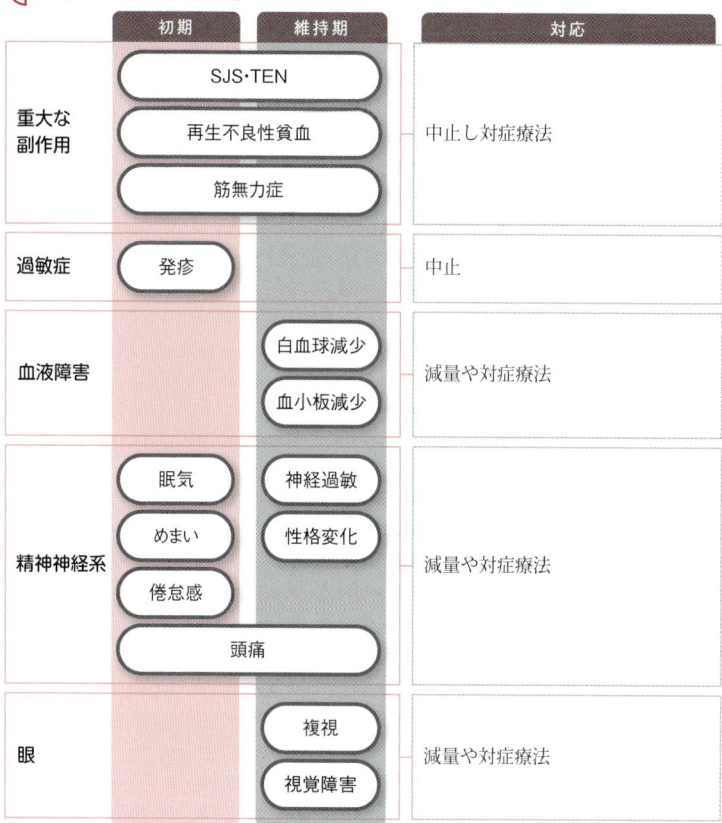

	初期	維持期	対応
重大な副作用		SJS・TEN	中止し対症療法
		再生不良性貧血	
		筋無力症	
過敏症	発疹		中止
血液障害		白血球減少	減量や対症療法
		血小板減少	
精神神経系	眠気	神経過敏	減量や対症療法
	めまい	性格変化	
	倦怠感		
		頭痛	
眼		複視	減量や対症療法
		視覚障害	

薬物動態

剤形	t₁/₂	Tmax	代謝・排泄	代謝酵素（CYP）
散	16 hr	0.5 hr	肝	該当資料なし

気分安定薬

　気分安定薬は,双極性障害の治療に用いられる薬効群である.双極性障害は,躁状態(または混合状態)とうつ状態を繰り返す双極Ⅰ型と,弱い躁状態とうつ状態を繰り返す双極Ⅱ型などに分類される.本項では気分安定薬として炭酸リチウムのみを取り上げているが,抗てんかん薬のカルバマゼピン(p.124),バルプロ酸(p.128),ラモトリギン(p.146)も双極性障害の治療に使用されている.

適応と使い方

　炭酸リチウムは躁病および躁うつ病の躁状態に適応を持つ.血中濃度が定常状態に達するまで約5日を要する.急速中断による離脱症状が現れやすいため,中止時は時間をかけて減量する.

　カルバマゼピンは,躁病,躁うつ病の躁状態,統合失調症の興奮状態以外に,各種てんかん,三叉神経痛に,バルプロ酸は,躁病および躁うつ病の躁状態,各種てんかん,片頭痛発作の発症抑制に適応がある.カルバマゼピン,バルプロ酸の有効血中濃度は双極性障害に用いる際もてんかんと同等と考えられているが,より高い血中濃度が望ましいとの意見もあり,統一した見解は示されていない.

　ラモトリギンは最も新しい気分安定薬であり,双極性障害では気分エピソードの再発・再燃抑制への適応を持つ.バルプロ酸(グルクロン酸抱合を阻害)やグルクロン酸抱合を誘導する薬剤との併用時は用量を変更が必要(p.146).

副作用

　炭酸リチウムの血中濃度が 2.0mEq/L を越えると,リチウム中毒のリスクが高くなる.

　バルプロ酸は中毒域($200\,\mu g/mL$ 以上)で肝障害の発現リスクが高まる.SJS,TEN などの重篤な皮膚障害のリスクは,ラモトリギン,カルバマゼピンで高い.また,カルバマゼピン,バルプロ酸は,催奇形性リスクが高いことも指摘されている.

リーマス® 錠 100, 200 mg

|一般名| 炭酸リチウム |製造販売| 大正富山医薬品

気分安定化薬.ほとんどが腎で排泄されるため,腎の状態のチェックが必要.使用時は TDM 管理必須.

共通 p.153 参照

Check Point!

☑ リチウム中毒※

※定期的に血清リチウム濃度をフォロー.有効血清リチウム濃度：0.4〜1.0 mEq/L 程度

☑ 腎機能※

※ほぼ腎臓で排泄されるため定期的にフォロー

☑ 利尿薬,NSAIDs,ACE 阻害薬,ACE 阻害薬,ARB

(併用注意) ※血清リチウム濃度を上昇される可能性あり

☑ 抗精神病薬 ▶ ハロペリドールなど※

(併用注意) ※心電図変化,重症の錐体外路症状,持続性のジスキネジア,突発性の悪性症候群,非可逆性の脳障害を起こす可能性がある

☑ 抗うつ薬 ▶ SSRI, SNRI, NaSSA

(併用注意) ※セロトニン症候群を起こす可能性がある

用法・用量

効能効果	初期	維持量	備考
錠			
躁病および躁うつ病の躁状態	400〜600 mg/日を2〜3回から開始.以後3日〜1週間ごとに 1,200 mg/日まで漸増.改善後は漸減	200〜800 mg/日を1〜3回	改善がみられたら,症状を観察しながら維持量に漸減すること.(躁症状の発現時には本剤に対する耐容性が高く,躁症状が治まると耐容性が低下する)

🎯 副作用モニタリング

	初期・維持期		対応
リチウム中毒	食欲低下 / 悪心・嘔吐 / 下痢 / 振戦	錯乱 / 運動障害 / 発熱, 発汗 / 傾眠	減量・中止の検討
悪性症候群	無動緘黙 / 強度の筋強剛 / 頻脈	血圧の変動 / 発汗 / 発熱	中止の検討
洞不全症候群, 高度徐脈	徐脈	不整脈	定期的に脈拍をフォロー 重篤な場合：減量・中止の検討
腎性尿崩症	多飲	多尿	電解質濃度の測定 速やかに医師に連絡し, 中止の検討
急性腎不全, 間質性腎炎, ネフローゼ症候群	浮腫 / 尿量低下	発熱 / 倦怠感	定期的に腎機能をフォロー 重篤な場合：中止の検討
甲状腺機能低下症, 甲状腺炎	甲状腺腫 / 易疲労感 / 記憶力低下 / 便秘	動作緩慢 / 眼瞼浮腫 / 寒がり / 体重増加	定期的に甲状腺機能をフォロー 重篤な場合：中止の検討

⏱ 薬物動態

剤形	$t_{1/2}$	T_{max}	代謝・排泄	代謝酵素（CYP）
錠	18 hr（単回）	2.6 hr（単回）	腎※	―

※尿中排泄率は 94.6 %

ナルコレプシー・ADHD治療薬

　このカテゴリーの薬剤は共に中枢神経刺激薬という共通点を有している．ナルコレプシーはとは，日中において場所や状況を選ばず起こる強い眠気の発作を主な症状とする脳疾患（睡眠障害）である．睡眠時無呼吸症候群などの関連性がある場合もあるが，単純に夜間不眠の代償病態ではない．日本では600人に1人程度（0.16%）は罹患していると想定されている．ADHD（注意欠陥・多動性障害）は，多動性，不注意，衝動性を症状の特徴とする発達障害もしくは行動障害である．両領域の薬剤は，強度に強弱はあるものの，共通して食欲後退，不眠がみられることが多い．

分類

　ナルコレプシー治療薬には，メチルフェニデート（リタリン®）およびモダフィニル（モディオダール®）の二剤がある．ADHD治療薬には，メチルフェニデート徐放剤（コンサータ®）およびアトモキセチン（ストラテラ®）がある．メチルフェニデート（リタリン®，コンサータ®）を調剤するためにはそれぞれ登録が必要である．

副作用

　ADHD治療に用いられるコンサータ®，ストラテラ®は，食欲後退，さらに睡眠に対する影響（コンサータ®は不眠，ストラテラ®は傾眠）がみられることが多く，特に小児では発育の妨げになる可能性が大きな問題となる．食事摂取量をより多くし，睡眠時間への影響を最小とするために，コンサータ®では朝食を摂取した直後に服薬することが推奨されている．海外のガイドラインではコンサータ®を第一選択薬として，忍容性などで問題がある場合にストラテラ®を次の選択薬とすることもあるが，国内のガイドラインでは両薬剤は共に第一選択薬とされている．

　保護者が副作用の発現を心配する場面では，ADHDの薬物治療が子ども（患者）の将来における社会適応を大きく改善することを説明し，薬剤の有用性を理解させることも医療者の大きな役割となる．

コンサータ® 錠 18, 36 mg

| 一般名 | メチルフェニデート塩酸塩 | 製造販売 | ヤンセンファーマ |

ADHD 治療薬．メチルフェニデートを徐放化することで副作用を軽減し，小児でも使用できるようになった．しかし，依然として食欲低下および睡眠障害に注意が必要．

共通 p.157 参照

Check Point!

☑ **覚醒作用** ▶ 不眠，攻撃的行動，神経過敏
　(薬理) 覚醒作用，中枢神経刺激作用

☑ **長期服薬** ▶ 体重増加の抑制（食不振），成長遅延

☑ **血圧上昇，動悸，視覚障害（調節障害，霧視）**
　(薬理) 交感神経刺激作用

☑ **セレギリン**
　(併用注意) ※本剤は交感神経刺激作用を有するため

☑ **依存形成** ▶ 過量服薬

用法・用量

効能効果	初期	維持量	最大量
錠			
注意欠陥/多動性障害（AD/HD）	18歳未満		
	18 mg/日を1回朝食後	18〜45 mg/日を1回朝食後 増量は1週間以上の間隔をあけて1日用量として 9 mg または 18 mg	54 mg/日
	18歳以上		
	18 mg/日を1回朝食後	増量は1週間以上の間隔をあけて1日用量として 9 mg または 18 mg	72 mg/日

🎯 副作用モニタリング

	初期	維持期	対応
覚醒作用，中枢神経刺激作用	不眠, 頭痛 攻撃的行動, 神経過敏		速やかに医師に連絡 減量・中止または対症療法の検討
成長	体重増加の抑制 成長遅延		定期的に体重チェック
交感神経刺激作用	血圧上昇, 動悸 視覚障害（調節障害, 霧視）		定期的に血圧, 脈拍測定, 目の検査 重篤な場合：減量・中止の検討
その他	食欲減退, 悪心 腹痛, 胸痛 幻覚 チック・躁状態 脳血管障害の初期症状 （しびれ, 言語障害）	日中の眠気	減量・中止または対症療法の検討
依存形式		過量服薬	医師に連絡

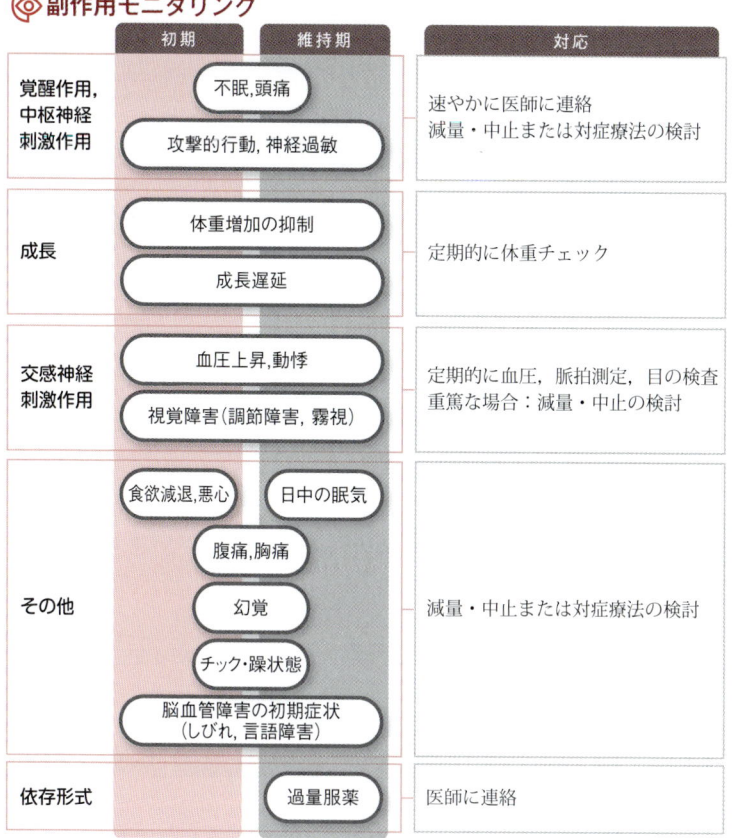

🕐 薬物動態

剤形	$t_{1/2}$	T_{max}	代謝・排泄	代謝酵素（CYP）
錠	4.1 ± 0.4 hr（反復）	8.0 ± 2.5 hr（反復）	肝	基質 2D6

ストラテラ® カプセル 5, 10, 25, 40 mg / 内用液 0.4 %

| 一般名 | アトモキセチン塩酸塩 | 製造販売 | 日本イーライリリー |

ADHD 治療薬. メチルフェニデート製剤と比べて食欲低下や不眠は少ないが,比して作用発現が遅く,効果が弱い点への考慮が必要. 維持期により適した製剤.

共通 p.157 参照

Check Point!

☑ **攻撃的行動,敵意,自殺念慮**

☑ **長期服薬 ▶ 体重増加の抑制,成長遅延**

☑ **血圧上昇,動悸,散瞳,排尿障害**
  (薬理) 選択的ノルアドレナリン再取り込み阻害作用

☑ **セレギリン※**
  (併用禁忌) ※本剤との併用により,脳内モノアミン濃度が高まる可能性があるため

☑ **相互作用 ▶ CYP2D6※**
  ※ CYP2D6 に影響を与える薬剤との併用に注意. CYP2D6 の遺伝多型に注意.

用法・用量

効能効果	初期	維持量	最大量
カプセル,内用液			
注意欠陥/多動性障害(AD/HD)	18 歳未満		
	0.5 mg/kg/日 その後 1 日 0.8 mg/kg/日とし,1.2 mg/kg まで増量	1.2〜1.8 mg/kg/日	1.8 mg/kg/日または 120 mg/日のいずれか少ない量
	いずれも 1 日 2 回に分服し,増量は 1 週間以上の間隔をあける.		
	18 歳以上		
	40 mg/日 その後 80 mg/日まで増量	80〜120 mg/日	120 mg/日
	80 mg/日までの増量は 1 週間以上,その後の増量は 2 週間以上の間隔をあける. いずれも 1 日 1 回または 2 回		

副作用モニタリング

	初期・維持期	対応
成長	体重増加の抑制 / 成長遅延	定期的に身長,体重チェック
選択的ノルアドレナリン再取り込み阻害作用	血圧上昇 / 散瞳 / 動悸 / 排尿障害	定期的に血圧,脈拍測定,目の検査 重篤な場合:減量・中止の検討
その他	攻撃的行動 / 悪心 / 敵意 / 日中の眠気 / 自殺念慮 / 幻覚 / 食欲減退 / 躁状態 / 腹痛 / 肝障害	減量・中止 または対症療法の検討

薬物動態

剤形	$t_{1/2}$	T_{max}	代謝・排泄	代謝酵素(CYP)
カプセル,内用液	4.5 hr(反復)	1.5 hr(反復)	肝	基質 2D6

リタリン® 錠 10 mg / 散 1 %

一般名 メチルフェニデート塩酸塩　　**製造販売** ノバルティスファーマ

ナルコレプシー治療薬．依存性が高いため，ナルコレプシー以外の目的で使用されないように注意．

共通 p.157 参照

Check Point!

☑ **覚醒作用** ▶ 不眠，攻撃的行動，神経過敏
- (薬理) 覚醒作用，中枢神経刺激作用

☑ **交感神経刺激作用** ▶ 血圧上昇，動悸，視覚障害（調節障害，霧視）
- (薬理) 交感神経刺激作用

☑ **セレギリン**
- (併用禁忌) ※本剤は交感神経刺激作用を有するため

☑ **依存形成** ▶ 過量服薬

用法・用量

効能効果	用量
錠, 散	
ナルコレプシー	20〜60 mg/日を 1〜2 回

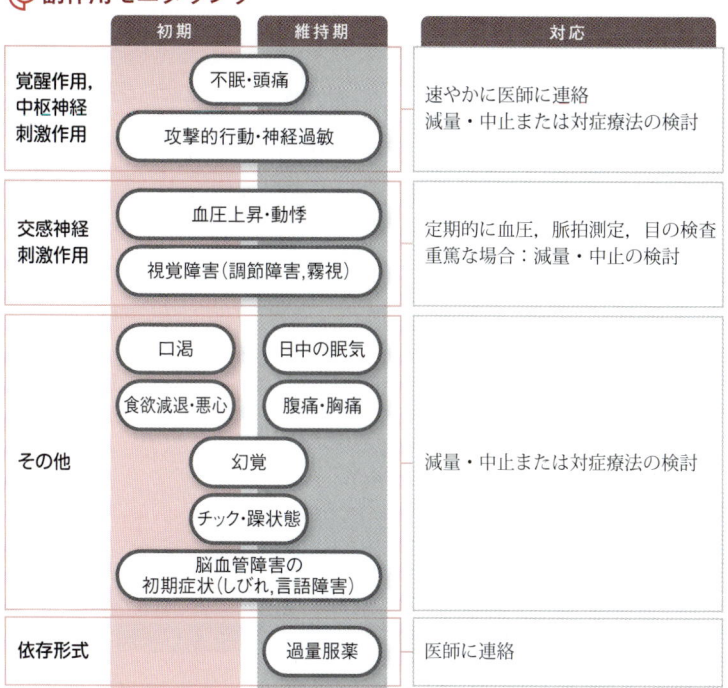

副作用モニタリング

	初期	維持期	対応
覚醒作用, 中枢神経 刺激作用	不眠・頭痛 攻撃的行動・神経過敏		速やかに医師に連絡 減量・中止または対症療法の検討
交感神経 刺激作用	血圧上昇・動悸 視覚障害(調節障害,霧視)		定期的に血圧,脈拍測定,目の検査 重篤な場合:減量・中止の検討
その他	口渇 食欲減退・悪心 幻覚 チック・躁状態 脳血管障害の 初期症状(しびれ,言語障害)	日中の眠気 腹痛・胸痛	減量・中止または対症療法の検討
依存形式		過量服薬	医師に連絡

薬物動態

剤形	$t_{1/2}$	T_{max}	代謝・排泄	代謝酵素(CYP)
錠	2.6 hr(単回)	1.0 hr(単回)	肝	基質 2D6

モディオダール® 錠 100 mg

一般名 モダフィニル　　**製造販売** アルフレッサファーマ

ナルコレプシー治療薬．メチルフェニデート製剤に比べて，効果は弱いが副作用リスクも低い．

共通 p.157 参照

Check Point!

☑ 覚醒作用 ▶ 不眠

(薬理) 覚醒作用
※半減期が長いので夕刻以後の服用は原則として避ける

☑ 相互作用 ▶ CYP で代謝される薬剤※

※ CYP3A4 で代謝．CYP2C9，CYP2C19 を阻害．
CYP1A2，CYP2B6，CYP3A4 を誘導．

☑ 依存形成 ▶ 過量服薬

用法・用量

効能効果	初期	維持量	最大量
錠			
ナルコレプシーに伴う日中の過度の眠気	200 mg/日を1回朝食後		300 mg/日
閉塞性睡眠時無呼吸症候群に伴う日中の過度の眠気			

🌀 副作用モニタリング

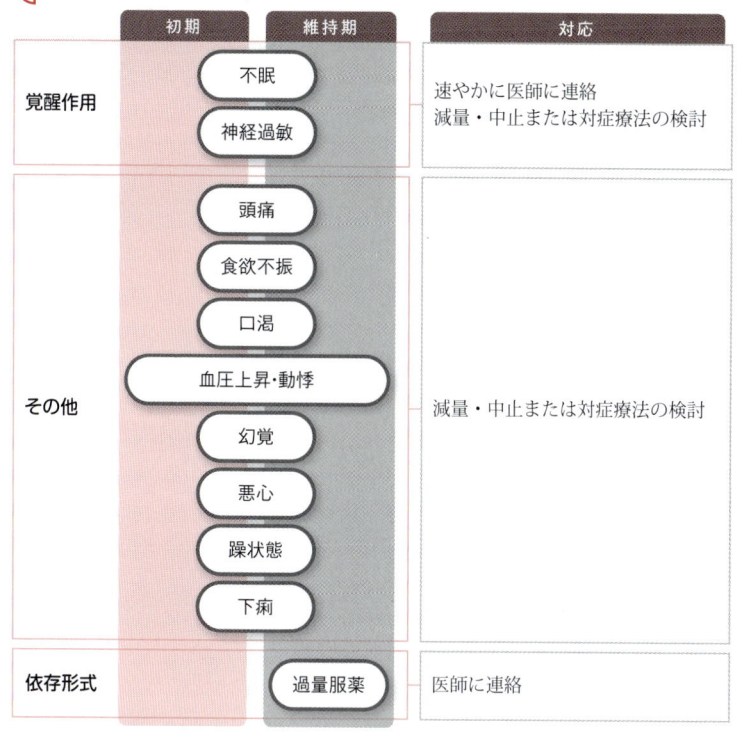

	初期	維持期	対応
覚醒作用	不眠 / 神経過敏		速やかに医師に連絡 減量・中止または対症療法の検討
その他	頭痛 / 食欲不振 / 口渇 / 血圧上昇・動悸 / 幻覚 / 悪心 / 躁状態 / 下痢		減量・中止または対症療法の検討
依存形式		過量服薬	医師に連絡

🕒 薬物動態

剤形	$t_{1/2}$	T_{max}	代謝・排泄	代謝酵素（CYP）
錠	12.8 ± 1.6 hr（反復）	2.6 ± 0.9 hr（反復）	肝	基質 3A4 2C9, 2C19 を阻害 1A2, 2B6, 3A4 を誘導

注意すべき主な副作用

錐体外路症状

抗精神病薬を中心とするドパミン受容体遮断作用を有する薬剤によって引き起こされる障害で，下記のような症状がみられる．

- **アカシジア**：ソワソワ感を伴って，いすに座っていられないなどの衝動行為がある．また，入眠時に足がむずむずして眠れないといったレストレスレッグス症候群も含まれる．
- **アキネジア**：運動失調が起こることと同時に，筋固縮もみられる．アキネジアに振戦が伴うとパーキンソニズムと呼ばれる状態になる．
- **ジストニア**：体幹，四肢付近や頸部で筋が異常に緊張し，奇妙な姿勢になる．身体や首の傾きや，顔面や四肢の突っ張り・捻転などが急性期などに多発することもある．眼球上転や舌の突出などが急性期にみられることがある．
- **遅発性ジスキネジア**：ドパミン受容体遮断作用をもつ薬剤，特に抗精神病薬で発現する不規則な不随意運動．原因薬剤の減量や中止が必要だが，不可逆的な状態に陥ることが多い．また，抗コリン薬投与で症状が悪化することが多い．

悪性症候群

主に抗精神病薬の投与で発現する重篤な副作用だが，抗うつ薬，制吐薬の投与やドパミン作動薬の離脱症状などでもみられることがある．初期症状として，解熱鎮痛薬に反応しないような高熱や筋強剛，振戦などが現れる．重篤な場合には，死に至ることもある．

セロトニン症候群

セロトニン作動性の薬剤，特に抗うつ薬に多くみられる副作用群．症状は頭痛，めまい，嘔吐，昏睡，そして非常にまれだが重篤な場合には死に至ることもある．悪性症候群との区別がつきにくく，処方内容やセロトニン症候群に特徴的な不安・焦燥・興奮などの精神状態，ミオクローヌスなどの症状で判別するしかない．

水中毒

　精神症状とともに抗精神病薬の関与も否定できない多飲によって引き起こされる症状．進行するとけいれん発作など中枢神経症状が発生し，重症化し腎障害などを伴った場合には死に至る危険性もある．体重のモニターや臨床検査値などでのチェックが必要．

抗コリン性副作用

　抗精神病薬や抗うつ薬を中心とする向精神薬などの抗コリン作用が引き起こす副作用群．特に，口渇，便秘，尿閉，認知障害が高頻度にみられ，患者のQOLを大きく低下させることがある．

イレウス

　偽性腸閉塞といわれ，抗精神病薬を中心とする向精神薬のもつα受容体遮断作用や抗コリン作用によって発現する．初期に慢性の便秘状態がみられ，重篤な場合には死に至る危険性もある．

メタボリックシンドローム

　第二世代の抗精神病薬や抗うつ薬などで，過食，肥満を介したメタボリックシンドロームが問題となることがある．しかし，肥満がない耐糖能異常もあり，臨床検査値などのチェックも必要である．

高プロラクチン血症

　ドパミン受容体遮断作用を有する薬剤では，血漿中のプロラクチン量が上昇し，月経異常，乳汁分泌，射精障害などが引き起こされることがある．

隔離室症候群

　薬物による鎮静，患者の身体拘束や隔離室などの狭い環境での放置によって，エコノミークラス症候群と同じ症状を呈することがある．精神運動興奮による脱水，抗精神病薬による鎮静からの臥床に由来する血液の停滞，身体拘束による血管内皮の損傷などが起こり，肺動脈血栓塞栓症が引き起こされることで発現する．予防的にはウォーキングが最も簡便で有効だといわれている．臨床検査値ではCPKの異常高値が認められる．

スティーブンス・ジョンソン症候群（皮膚粘膜眼症候群：SJS）

　向精神薬に固有の副作用ではないが，死に至るリスクの高い重篤な薬剤アレルギーである．向精神薬のうち，特にリスクが高い薬剤群として，双極性障害の治療にも使用されるバルプロ酸，カルバマゼピン，ラモトリギンなどの抗てんかん薬があげられる．初期症状は発熱や左右対称的に関節背面に出る紅斑が特徴的である．重症化すると水疱やびらんができ，目や口などの粘膜に炎症が起きるが，できるだけ初期に薬剤中止などの適切な対処をすることが重要である．

糖尿病性ケトアシドーシス・糖尿病性昏睡

　通常，糖尿病性ケトアシドーシスは1型糖尿病で発現することが多く，2型糖尿病ではリスクが低いといわれているが，一部の向精神薬は急激な体重増加や血糖値上昇から糖尿病全体でのリスクを高める可能性が考えられる．また，一部の向精神薬では口渇などの原因による清涼飲料水の大量摂取（ペットボトル症候群）が起こり，そのことが引き金となってケトアシドーシスのリスクが高まることもある．初期症状として，高血糖により引き起こされる頻尿，多尿，多飲に加えて，悪心・嘔吐，腹痛がみられる．傾眠がみられる場合はより重症度が高く，なかには昏睡状態（糖尿病性昏睡）に陥る場合がある．脱水やアシドーシスによる低血圧および頻脈が目安となる場合もある．また，酸性血症のために速く深く呼吸がみられたり，呼気中にアセトン臭（果物のような香り）が出現したりすることもある．

【参考文献】
1) 長嶺敬彦：抗精神病薬の「身体副作用」がわかる— The Third Disease. 医学書院，2006.
2) 上島国利：向精神薬の副作用〜症状と対策〜. 吉富製薬，ウェルファイド，2001.
3) 三輪高市ほか：薬剤師の認識すべき薬原性錐体外路障害. 医薬ジャーナル，42（7）：143-149，2006.

索引

あ行

アセチルフェネトライド ……………120
アタラックス® …………………… 46
アトモキセチン塩酸塩……………160
アナフラニール® ………………… 26
アビリット® ……………………… 80
アミトリプチリン塩酸塩 ………… 36
アモキサピン …………………… 28
アモキサン® ……………………… 28
アリピプラゾール ………………108
アレビアチン® ……………………116
アンプリット® …………………… 30
イーケプラ® ………………………148
イミプラミン塩酸塩 ……………… 20
インヴェガ® ………………………100
インプロメン® …………………… 62
エクセグラン® ……………………132
エスシタロプラム ………………… 10
エチゾラム………………………… 48
エトスクシミド……………………144
エビリファイ® ……………………108
エミレース® ……………………… 92
塩酸セルトラリン ………………… 8
オーラップ® ……………………… 84
オキシペルチン ………………… 78
オスポロット® ……………………138
オランザピン ……………………104

か行

ガバペン® …………………………140
ガバペンチン ……………………140
カルバマゼピン……………………124
クエチアピンフマル酸塩…………102
クランポール® ……………………120
クレミン® ………………………… 90
クロカプラミン塩酸塩 …………… 82
クロザピン ………………………106
クロザリル® ………………………106
クロチアゼパム ………………… 50
クロナゼパム ……………………130
クロバザム ………………………136
クロフェクトン® ………………… 82
クロミプラミン塩酸塩 …………… 26
クロルプロマジン ……………… 66
クロルプロマジン塩酸塩 ……… 64
コンサータ® ………………………158
コントミン ……………………… 64

さ行

サインバルタ® …………………… 14
ザロンチン® ………………………144
ジアゼパム…………………………122
ジェイゾロフト® ………………… 8
ジプレキサ® ………………………104
ストラテラ® ………………………160
スピペロン ……………………… 76

スピロピタン®	76
スルチアム	138
スルトプリド塩酸塩	88
スルピリド	80
スルモンチール®	22
セチプチリンマレイン酸塩	40
ゼプリオン®	100
セルシン®	122
セレニカ®	128
セレネース®	56
セロクエル®	102
ゾテピン	86
ゾニサミド	132

た行

ダイアップ®	122
炭酸リチウム	154
チミペロン	60
テグレトール®	124
テシプール®	40
デジレル®	18
テトラミド®	38
デパケン®	128
デパス®	48
デプロメール®	4
デュロキセチン塩酸塩	14
ドグマチール®	80
ドスレピン塩酸塩	32
トピナ®	142
トピラマート	142
トフラニール®	20

トラゾドン塩酸塩	18
トリプタノール®	36
トリミプラミンマレイン酸塩	22
トリメタジオン	150
トレドミン®	12
トロペロン®	60

な行

ニトラゼパム	126
ニューレプチル®	74
ネモナプリド	92
ノリトリプチリン塩酸塩	24
ノリトレン®	24

は行

パキシル®	6
パリペリドン	100
バルネチール®	88
バルプロ酸ナトリウム	128
パロキセチン塩酸塩	6
ハロペリドール	56
ピーゼットシー®	68
ヒダントール®	116
ヒドロキシジンパモ酸塩	46
ヒドロキシジン塩酸塩	46
ピパンペロン塩酸塩	58
ピモジド	84
ピラセタム	134
ヒルナミン®	70
フェニトイン	116
フェノバール®	118

フェノバルビタール	66, 118
プリミドン	114
フルフェナジンマレイン酸塩	72
フルボキサミンマレイン酸塩	4
プロチアデン®	32
ブロナンセリン	98
プロピタン®	58
プロペリシアジン	74
ブロムペリドール	62
プロメタジン	66
ベゲタミン®-A/-B	66
ペルフェナジンマレイン酸塩	68
ペロスピロン塩酸塩	96
ベンザリン®	126
ホーリット®	78
ホリゾン®	122

ま 行

マイスタン®	136
マプロチリン塩酸塩	34
ミアンセリン塩酸塩	38
ミオカーム®	134
ミノアレ®	150
ミラドール®	80
ミルタザピン	16
ミルナシプラン塩酸塩	12, 158
メチルフェニデート塩酸塩	162

モサプラミン塩酸塩	90
モダフィニル	164
モディオダール®	164

ら 行

ラミクタール®	146
ラモトリギン	146
リーゼ®	50
リーマス®	154
リスパダール®	94
リスペリドン	94
リタリン®	162
リフレックス®	16
リボトリール®	130
ルーラン®	96
ルジオミール®	34
ルボックス®	4
レクサプロ®	10
レスリン®	18
レベチラセタム	148
レボトミン®	70
レボメプロマジンマレイン酸塩	70
レメロン®	16
ロドピン®	86
ロナセン®	98
ロフェプラミン塩酸塩	30

精神科外来ハイリスク薬ハンドブック　©2014

定価（本体 2,000 円＋税）

2014年12月5日　1版1刷

編著者　三輪髙市
発行者　株式会社　南山堂
代表者　鈴木　肇

〒113-0034　東京都文京区湯島4丁目1-11
TEL　編集(03)5689-7850・営業(03)5689-7855
振替口座　00110-5-6338

ISBN 978-4-525-78551-2　　　　　　　　　　　Printed in Japan

本書を無断で複写複製することは，著作者および出版社の権利の侵害となります．
JCOPY　〈(社)出版者著作権管理機構 委託出版物〉
本書の無断複写は著作権法上での例外を除き禁じられています．複写される場合は，そのつど事前に，(社)出版者著作権管理機構（電話 03-3513-6969，FAX 03-3513-6979，e-mail: info@jcopy.or.jp）の許諾を得てください．

スキャン，デジタルデータ化などの複製行為を無断で行うことは，著作権法上での限られた例外（私的使用のための複製など）を除き禁じられています．業務目的での複製行為は使用範囲が内部的であっても違法となり，また私的使用のためであっても代行業者等の第三者に依頼して複製行為を行うことは違法となります．